パーキンソン病は
自分で治せる!

水嶋クリニック院長
水嶋丈雄

主婦の友社

はじめに

高齢化に伴い、日本で急増している病気に「パーキンソン病」という神経系の病気があります。

この病気は20〜40代で発症する「若年型パーキンソン病」もありますが、多くは50〜60代の中年期から初老期にかけて発症します。

「パーキンソン病は年をとれば誰でもなる病気である」といわれているように、老化につれて発症する率の高い病気なのです。

パーキンソン病の原因は、脳の神経伝達物質である「ドーパミン」が減ることにあります。

ドーパミンが作られるのは、脳の黒質という部分で、黒質の神経細胞からは長い突起が出ていて、それが線条体につながっています。線条体に向けてドーパミンが放出され、線条体の神経細胞がそれを受け取ることで、私たちの体を動かす指令が出ます。

しかし、何らかの理由で黒質の神経細胞が変性して減ると、ドーパミンができる量も減ってしまいます。その結果、さまざまな症状が起こってくるのです。

パーキンソン病の４大症状といわれるものは次のとおりです。

1　静止時の振戦《しんせん》
何もしていないのに手足のふるえが起こる

2　筋固縮《きんこしゅく》
筋肉が固くなり、こわばる

3　寡動《かどう》・無動
動きが鈍くなり、すばやく動くことができなくなる

4　姿勢反射障害
体のバランスがとれなくなり、転びやすくなる

そのほかにも、便秘などの自律神経障害、うつなどの精神症状などが起こることが多くあります。

人間には自律神経といって、自分の意思とは関係なく、胃腸などの内臓や血管などの働きをつかさどる神経があります。この自律神経には、交感神経（主に昼間に働く神経）と副交感神経（主に夜間に働く神経）の2種類があります。

パーキンソン病は交感神経の過緊張で起こることがわかっています。残念ながら、年をとると人間の体は交感神経が緊張した状態になります。そのこともパーキンソン病を起こしやすくするのです。また、腰痛や膝痛、胃腸病、うつ病などの薬を飲み続けることも交感神経の過緊張を招く原因となるのです。

近年の高齢化につれて、パーキンソン病の患者さんが増えてきた一因として、加齢による脳の動脈硬化などで血流が悪くなり、脳の神経細胞の働きが衰えることがあるのではないかと思われます。

パーキンソン病の治療の基本は薬物療法で、「L－ドーパ製剤」という薬が多く使われます。これはドーパミンの原料となり、脳内のドーパミンを補う薬です。ただし、薬である以上、副作用もあり、何年かたつと効果が弱まることがわかっています。

若い時期に発症した若年型パーキンソン病ならば、薬だけでなく、手術などを考えることもあります。

どんな病気であれ、薬を使う以上、副作用の問題を避けて通ることはできません。私は、薬は患者さんの具合が悪いときに必要最低限使うことにして、リハビリや自分でできる家庭療法などで症状をコントロールするよう指導しています。

実際、それでうまく症状の進行を抑えている患者さんも多くおられます。

一般的には、60歳以降に発症したパーキンソン病は、進行が比較的ゆるやかなことがわかっています。

また、パーキンソン病の患者さんとそうでない人の死亡率には、差がないこともわかっています。日常生活を無理なく送れるレベルを維持することができれば、パーキンソン病は、けっしてこわい病気ではありません。

この本では、ふだん私が患者さんに指導している家庭療法を紹介しています。

この本をパーキンソン病の治療や管理に役立てていただければ、著者として望外の幸せです。

水嶋文雄

＊本書は2010年に初版発行された『パーキンソン病は自宅で治せる』（主婦の友社）に、パーキンソン病に関する最新情報などを加えて再編集したものです。

目次

●パーキンソン病の進み方と重症度分類……55
進行のスピードには個人差があるが、病気の進み方はほぼ一定
ホーン・ヤールの重症度分類／生活機能障害度
●パーキンソン病の診断基準……60
ほかの病気と判定されないことが、パーキンソン病の診断の根拠になる
①病歴をきく　②症状を確認する　③CT、MRI、PET、SPECT　④血液検査　⑤心筋シンチグラフィー
初期のパーキンソン病も診断できるダットスキャン
●パーキンソン症候群――パーキンソン病と似た病気……70
パーキンソン病と似た病気だが、治りにくいのが特徴
脳血管性パーキンソン症候群／レビー小体型認知症／薬剤性パーキンソン症候群／正常圧水頭症／進行性核上性麻痺／大脳皮質基底核変性症／線条体黒質変性症／シャイ・ドレーガー症候群／オリーブ橋小脳萎縮症／脳腫瘍／甲状腺機能亢進症／副甲状腺機能低下症／ウイルソン病

第2章 パーキンソン病の最新治療法 83

塩酸セレギリン
塩酸アマンタジン
ドロキシドーパ
ゾニサミド
●外科的治療について……112
ジスキネジアや幻覚などの副作用が出たら、手術を考慮／手術によって薬の量が減らせ、副作用が軽減できる／「破壊術」と「脳深部刺激療法」
●鍼治療について……119
ホーン・ヤールの重症度分類で2段階ぐらい、症状が軽くなる／パーキンソン病の患者さんは交感神経が優位で、顆粒球が多い／副交感神経を優位にすると、ドーパミンは増える／三叉神経を刺激すると、ドーパミンの量が増える／漢方薬で血中のドーパミン濃度は上がる
●遺伝子治療について……125
ホーン・ヤールの重症度分類Ⅳ度の患者さんが歩けるようになった例も
●iPS細胞を用いた再生医療の可能性……127
ドーパミンを分泌する神経細胞が再生できる？

第１章

パーキンソン病とはどんな病気か？

パーキンソン病患者は急増している

日本人の1000人に1人がパーキンソン病

パーキンソン病はジェームズ・パーキンソンというイギリスの医師が、1817年に初めて報告したことから名づけられた病気です。

パーキンソン医師が発表したのはわずか6人の患者さんの症例でした。のちに非常にポピュラーになるこの病気についての報告は、当時の医学界ではあまり注目されなかったようです。

しかし、それから200年近くたった現在、アメリカの医師向けの教科書には「パーキンソン病は50歳以上の100人に1人がかかる、ありふれた病気である」と記されています。

日本での発症率も１０００人に１人、65歳以上では５００人に１人といわれていますから、非常に発症率が高い病気といえるでしょう。

パーキンソン病は神経系の難病ですが、特別な人がなるものではなく、年をとれば誰もがなる病気です。「１２０歳になれば、誰でもなる病気」といわれるように、老化に伴って発症する率が高い病気なのです。

コメディアンの志村けんさんが、お年寄りの役を演ずるときに、よく手をぶるぶるとふるわせながら、すり足でゆっくりと歩きますね。彼の観察力はすぐれているなと感心しますが、あれがまさにパーキンソン病患者の典型的な様子といえるでしょう。

パーキンソン病の発症のピークは60代

パーキンソン病患者の多くは50～60代の中年期から初老期にかけて発症します。世界的には60代がパーキンソン病の発症のピークといわれています。20～40代と若い年齢で発症する「若年型パーキンソン病」の場合は、ほとんどが遺伝性と考えてよいでしょう。

遺伝性と聞くと、「親がパーキンソン病になったら、自分も必ずなるのだろうか」と不安になるかたもいるかもしれません。しかし、若年型パーキンソン病は、遺伝的な素因だけで発症するのではなく、そこに複数の因子が加わって発症すると考えられています。

ですから「親がパーキンソン病だったら、その子も必ずパーキンソン病を発症する」というわけではありません。そして若年型のもの以外は、遺伝性があるとは考えられていません。

病気が進行する速度に、大きな個人差があるのもパーキンソン病の特徴です。

発症したことがわかってから、何年もの間ほとんど進行しない人もいれば、数年のうちにまったく動けなくなってしまう人もいます。60代以降に発症した場合は進行も比較的遅く、適切な治療を行えば、発症後5年、10年と介助も必要とせず、ふつうの生活が送れることも珍しくありません。

パーキンソン病になっても、死亡率は変わらない

進行するが、そのスピードを遅らせることはできる

パーキンソン病は難病に指定されていて、いったん発症すると、その進行を完全に止めることができない病気です。

パーキンソン病になるとジワジワと行動が制限され、やがて体がまったく動かなくなって、寝たきりになる……。これが多くのかたのパーキンソン病に対するイメージだと思います。そのためパーキンソン病と診断されたら、「将来は寝たきりになってしまうのか」と悲観なさるかたもいるでしょう。

でもけっして悲観する必要はありません。年配になってから発症したパーキンソン

病は、進行してもゆるやかです。しかも病気が発見されたころからすると、医学は飛躍的な進歩を遂げ、さまざまな治療法、治療薬も開発されています。実際、新しいい薬もたくさん出てきています。

パーキンソン病といわれたからといって絶望的になる必要はありません。

みなさんに、覚えておいていただきたいことがあります。それは、

「パーキンソン病を発症した人もしていない人も、平均寿命や死亡率にはまったく差がない」

ということです。つまりパーキンソン病は、ガンなど他の重篤な病気のように、患者さんの寿命を縮める病気ではないのです。

早期に発見して家庭療法を実践したり、自分に合った薬や鍼治療などをとり入れたりしながら、前向きな気持ちで日常生活を送るようにすれば、病気の進行を遅らせることは十分可能なのです。

几帳面すぎるとなりやすく、治りにくい

こんなデータがあります。ハワイ在住の日系人数万人の健康調査をしたところ、1日にコーヒーを1杯以上飲む人、あるいは1日にタバコを1本以上吸う人は、パーキンソン病の発症率が低かったそうです。

これはコーヒーやタバコにパーキンソン病の予防効果があるということではなくて、「忙しくても、ちょっと一服しよう」というふうなゆとりを持てる人のほうがパーキンソン病になりにくいということでしょう。

私のクリニックに来院されるパーキンソン病の患者さんでも、毎日の出来事をびっしりとメモにつけてくるような几帳面すぎる人は、なかなか治りにくいように感じます。

治療やリハビリに集中しすぎて、「パーキンソン病を治すため、これをやらなくて

は！」と思い込みすぎると、そのときはドーパミンがばっと出るものの、あとでドーパミンが足りなくなって、かえって病気が進行してしまうのです。

何事も楽しんでやることが大事です。何かにこだわりすぎると、そこで使わなくていいドーパミンまで消費することになり、結局、ドーパミン切れを起こしてしまいます。

治療やリハビリも、楽しみながらしましょう。「手がふるえるから、○○ができない」「これもダメ」と行動を制限せず、趣味や仕事を楽しみながら、できるだけリラックスして生活することが大事です。

パーキンソン病はなぜ起こるのか

神経伝達物質のドーパミンは、加齢で減少する

パーキンソン病は、脳の神経伝達物質であるドーパミンが減ることによって起こる病気です。

ドーパミンは脳の中の黒質という組織で作られます。黒質は脳幹という部分の左右にひとつずつあるとても小さな組織で、神経線維によって線条体という部分につながっています。

線条体は私たちが体を動かすときに、どの筋肉をどのように動かすか指令を出す場所です。この線条体から神経伝達物質であるドーパミンが放出されて、運動の信号が

体の各部位に伝えられるのです。

ドーパミンは体を動かそうとする物質ですが、体を動かすときは同時に、体の動きを抑えようとする物質のアセチルコリンも分泌され、この2つのバランスがとれていることで、私たちの体はスムーズに動きます。

パーキンソン病になると黒質の神経細胞がこわれて、体を動かそうとするドーパミンの量が減ります。そのため体の動きを抑えようとするアセチルコリンとのバランスがとれなくなってしまい、さまざまな動きが極端に少なくなったり、衰えたり、ふるえのようなよけいな動きが出てきたりするのです。

では、なぜ黒質の神経細胞は減ってしまうのでしょうか？

原因のひとつは加齢です。

誰でも年齢が進むと脳の神経細胞が減っていきます。ドーパミンを作る黒質も例外ではありません。実際、ドーパミンは幼いときほどたくさん分泌され、年齢を重ねるごとにその量は減っていきます。だから「120歳になれば、誰でもパーキンソン病になる」といわれるわけです。

加齢以外に、何が黒質の神経細胞をこわすのか、まだ完全には解明されていません。たとえば、体の細胞の中にあるミトコンドリアの機能が落ちて活性酸素が過剰になってこわすのではないか、また薬剤や化学物質が関係あるのではないか、飲酒やタバコが影響するのではないか、など、さまざまな説があげられています。

いずれにせよ、パーキンソン病になるということは、脳の老化が始まって黒質の神経細胞がこわれ、ドーパミンの量が減っているということです。黒質の神経細胞がこわれて、放出されるドーパミンの量が正常値の20%以下になると、パーキンソン病の症状が出始めるといわれています。

高齢化に伴い、パーキンソン病が増えている

社会の高齢化に伴って、パーキンソン病の患者さんが増加してきたのは、脳の血流の悪化によるものが増えてきたからだと考えられています。

年をとると、人間の体は自律神経のうちの交感神経が緊張した状態になります。自律神経は心臓や胃腸などの臓器や血管などの働きを調整していて、私たちがとくに意識しなくても働いています。

この自律神経には交感神経と副交感神経の2種があって、交感神経は主に昼間の活動的なときに働く神経です。交感神経が優位になると、心臓の拍動は速くなり、血管は収縮して血圧が上がります。

逆に副交感神経は主に夜に働く神経で、体をリラックスさせます。この2種の自律神経がバランスよく働けば、健康な心身を維持できるわけですが、交感神経が過緊張だとパーキンソン病になりやすいことがわかっています。

ちなみに腰痛や膝痛、胃腸病、うつ病などの薬を飲み続けることも交感神経の過緊張を招きます。中高年になると、こうした薬を常用する人も増えてくるでしょう。

しかし、安易に薬を多用するとパーキンソン病の発症リスクを高めたり、症状を進行させたりする可能性があるので、注意が必要です。

パーキンソン病の症状

パーキンソン病では4つの典型的な運動障害がみられる

パーキンソン病の原因は運動の信号を伝えるドーパミンが減ることなので、代表的な症状は運動機能の障害として現れます。

1　**静止時の振戦**
2　**筋固縮**
3　**寡動・無動**
4　**姿勢反射障害**

をパーキンソン病の4大症状といいます。またあとで説明するように、パーキンソン病では４大症状のほかにも、いろいろな症状がみられます。

しかしその全部が最初から出るわけではなく、また、全部がすべての患者さんに出るわけでもありません。

まず診断の基準にもなる、パーキンソン病の４大症状についてみてみましょう。

臨床的にはこの４大症状のうち２つ以上がみられれば、ほぼパーキンソン病であることは確実とされています。しかし、診断を確定するためには、画像検査、血液検査などで、ほかの病気の可能性がないかを確認する、除外診断を必ず行う必要があります。

パーキンソン病の4大症状

1 静止時の振戦

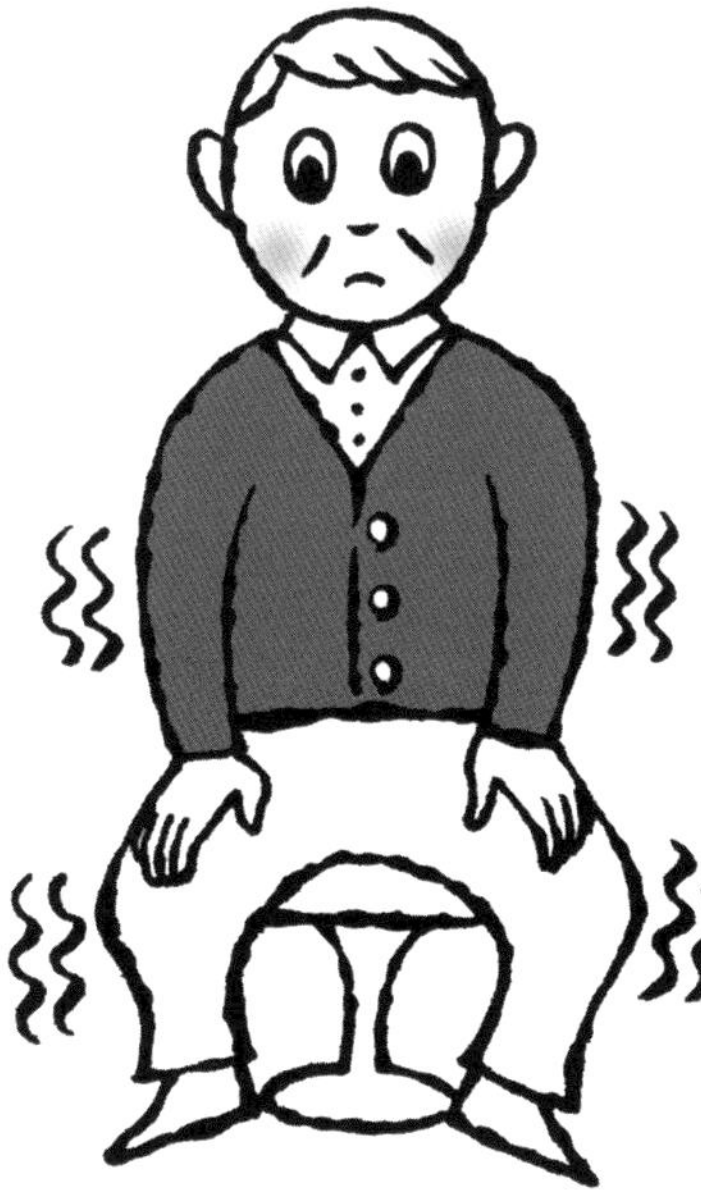

- 片方の手か足のふるえから始まることが多い
- 何もしないでじっとしているとき、力を抜いているときにふるえが起こる
- 睡眠中はふるえはおさまるが、目が覚めるとまた始まる
- 1秒間に5回前後ぐらいのふるえがある
- 丸薬を丸めるような特徴的な動き（ピル・ローリング）のふるえ方をする

2 筋固縮

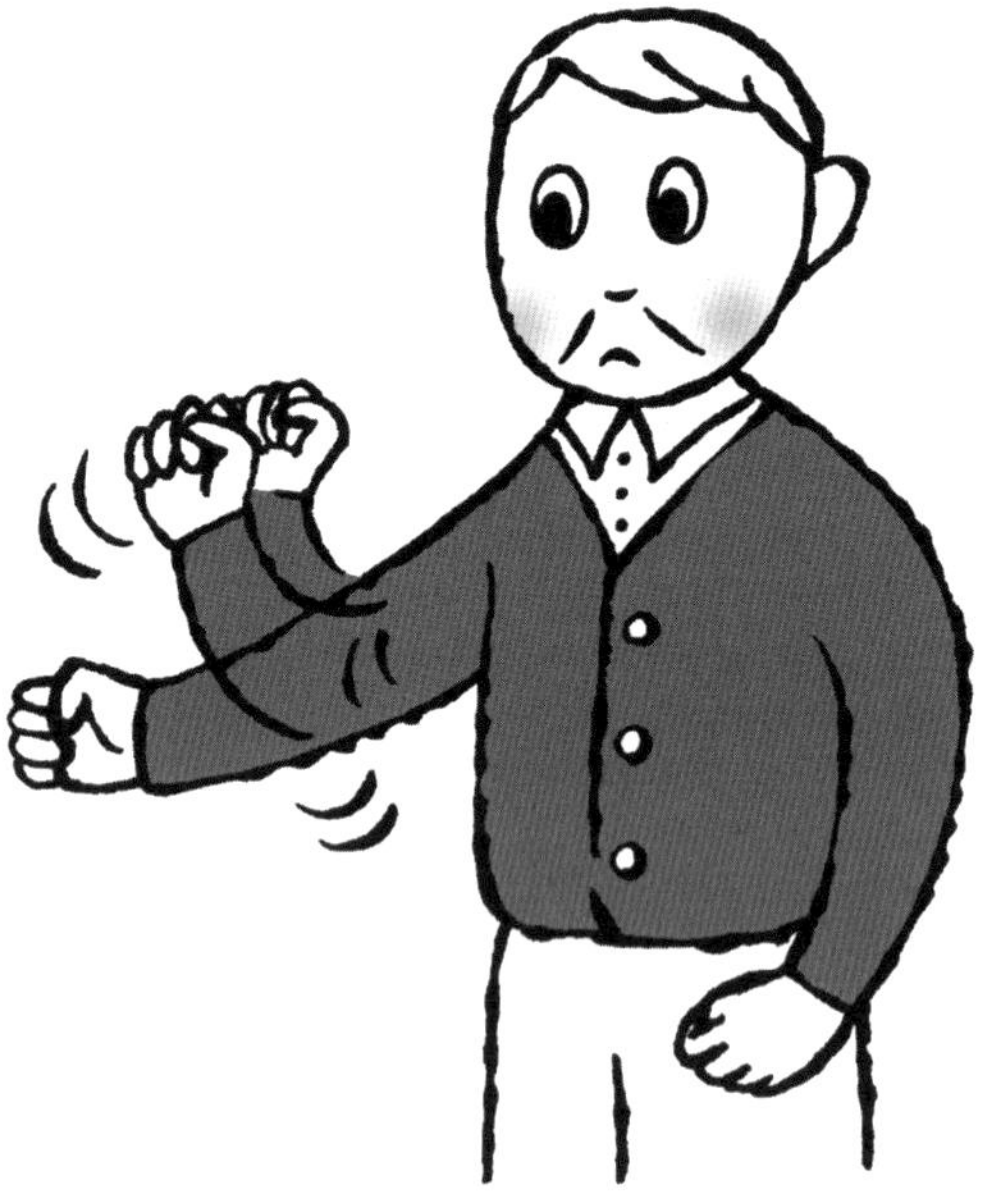

●肩やひざ、指などの筋肉が固くなり、スムーズな動作ができなくなる

●痛みを感じる場合もある

●顔の筋肉がこわばり、周囲の人に「最近無愛想になった」と感じられることもある

3 寡動・無動

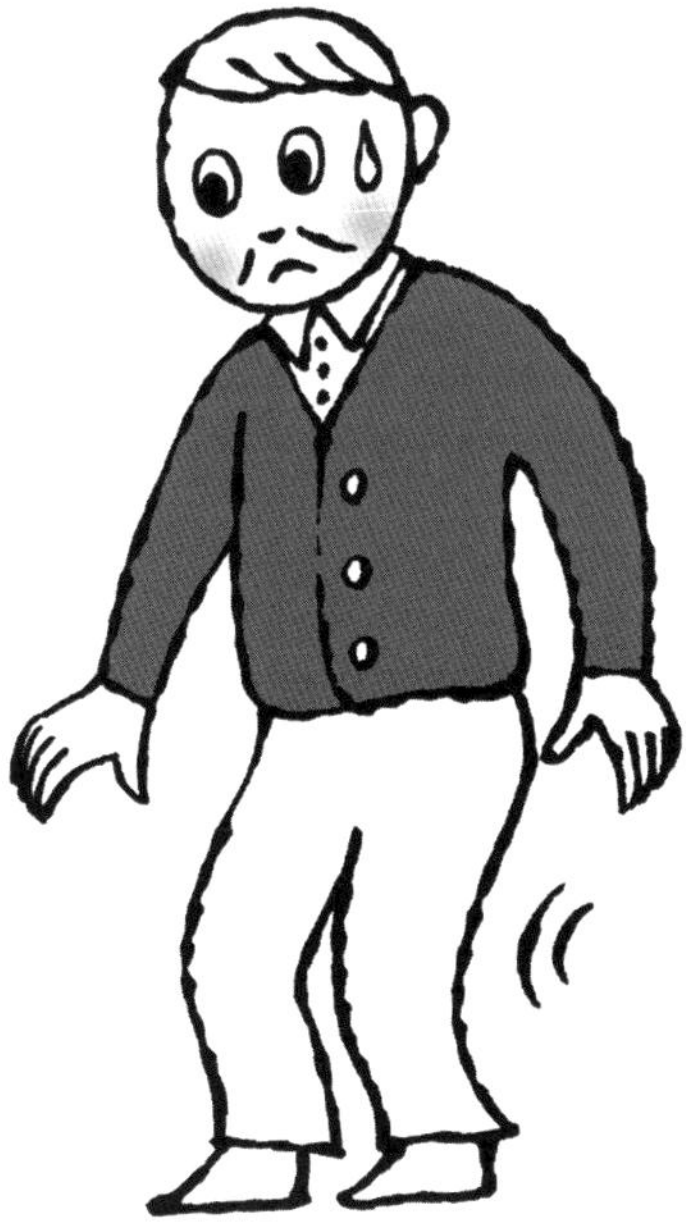

- 動作がゆっくりになる、ひとつの動作を始めるまでに時間がかかる
- 歩き方もゆっくりになり、腕振りなども少なくなる
- 歩く意志はあるのに、足が出にくくなる（すくみ足）
- 話し方に抑揚がなくなり、声が小さくなる
- 文字を書いていると、どんどん字が小さくなる（小字症）

4 姿勢反射障害

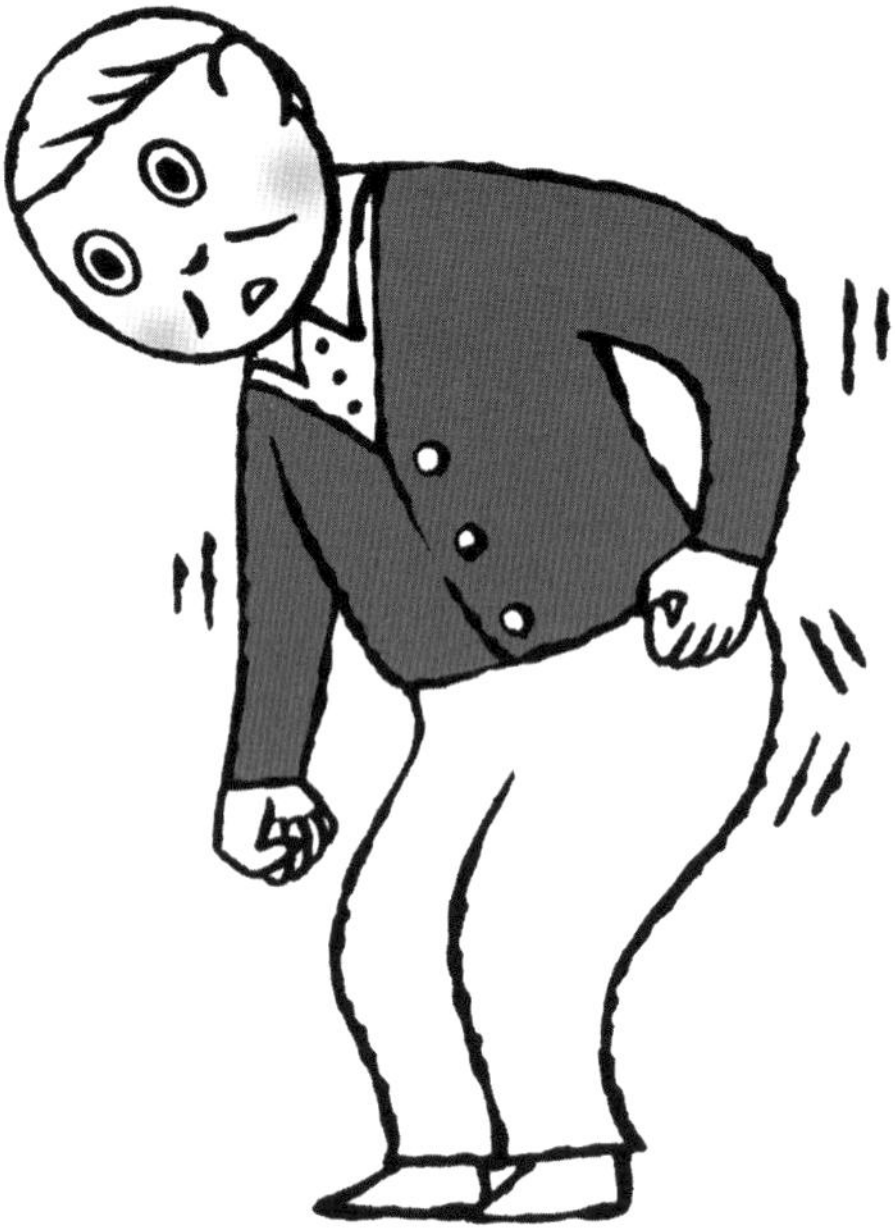

●体のバランスがとれなくなって転びやすくなる。ちょっと押されたくらいでもバランスがとれず、転ぶこともある

●症状が進むと、体が斜めに傾くこともある

●いったん歩き出すと、止まったり方向転換をすることが難しくなる

●小走りに前に進む「突進」と呼ばれる現象がみられることもある

1 静止時の振戦

何もしていないとき、1秒間に5回前後のふるえがみられる

「振戦」というのはふるえという意味です。体がふるえる病気はほかにもあり、寒いときや緊張したときにも、私たちの体はふるえます。

パーキンソン病のふるえは「静止時」、つまり、何もしないでじっとしているときや、力を抜いているとき、横になっているときなど、リラックスしているときに起こるのが特徴です。自分でふるえを意識したり、体を動かしたりすると、ふるえが止まったり軽くなったりすることが多いでしょう。

横になったときに、ふるえが起こる人は、眠ってしまうと、ふるえが止まります。

しかし、朝になって目がさめると、ふるえは再開します。

ふるえ方が規則的なこともパーキンソン病のふるえの特徴で、1秒間に5回前後ぐらいのふるえがみられることが多いでしょう。

また、親指とほかの指をこすり合わせるような、独特のふるえ方をすることもあります。これはその姿が丸薬を丸めるしぐさに似ていることから、「ピル・ローリング」と呼ばれます。

ふるえは最初、左右どちらかの手か足から始まります。そして進行するにつれてふるえる範囲が広がり、ふるえる時間も長くなります。ふるえが強くなると、唇や下あごがふるえたり、茶碗を持っていても手がガタガタとふるえるようになります。人によっては緊張すると、ふるえが強くなることもあるでしょう。

動作時のふるえや、頭や声のふるえは違う病気の可能性が

「静止時の振戦」は、パーキンソン病の患者さんの7〜8割に出る症状です。たとえば椅子にすわって両手を太ももやひざの上に置いたときにふるえる、歩いているときにピル・ローリングのような動作をするようだったら、パーキンソン病を疑ってもよいでしょう。

また医師が、その患者さんがパーキンソン病かどうかを判断するときは、腕を水平にして手首を直角に曲げたときにふるえが出る「羽ばたき振戦」の有無をチェックしたりします。

しかし、ふるえが出る病気はほかにもたくさんあります。

パーキンソン病のふるえとまちがいやすいのは「本態性振戦」という病気ですが、この場合は手を持ち上げたり、字を書こうとするときなど、何か動作をするときにふるえが出ます。

また、本態性振戦の場合は、頭がふるえたり声がふるえたりすることもあります。

しかし、パーキンソン病では、頭のふるえはめったにみられませんし、声も小声になることはあっても、声がふるえることはありません。

パーキンソン病のふるえは、動作をするときに止まる場合がほとんどなので、日常生活への支障はあまりありません。

また立ち上がるときに足や体が大きく揺れたりふるえたりするのは、パーキンソン病の症状ではなく、「起立性振戦」というものです。

ふるえはパーキンソン病の症状の大きな特徴のひとつではありますが、ふるえだけでパーキンソン病と診断することはできません。

2　筋固縮

肩や腰の痛みはパーキンソン病の初期の代表的な症状

「筋固縮」は筋肉が固くなり、こわばることをいいます。パーキンソン病の初期からよくみられるのが、この「筋固縮」です。

一般的なイメージとして、パーキンソン病は体のふるえで気づくと思いがちですが、実は病気の始まりとしてよく現れるのが「筋固縮」の症状で、「肩が痛い」「腰が痛い」などという訴えなのです。肩や腰の痛みは、背中の筋肉が固くなって、肩や腰が動きにくくなり負担を感じるために感じます。

「肩が痛い」「腰が痛い」となると、ふつうはまず整形外科を受診します。

整形外科の先生たちも、まさかパーキンソン病による症状だとは思いもしませんから、痛みを軽減しようと鎮痛剤を処方します。しかし、鎮痛剤を使うことでパーキンソン病の症状が進行してしまうことがあるのです。

その後、ふるえが出てくるようになって、本人も「あれっ、おかしいな。ただの腰痛じゃないかもしれない」と思って、ようやく神経内科を受診するということになるのです。

そのほか、筋肉がこわばって、痛みを感じることもあるため、関節リウマチではないかと整形外科を受診するかたもいます。

肩や腰の痛みがあるかたは鍼灸院に行かれることも多いでしょう。私は鍼灸院で指導することも多いのですが、鍼灸師のかたたちに「絶対、パーキンソン病の患者さんを見逃さないで」と言っています。それほど肩や腰の痛みというのは、パーキンソン病の最初の症状として多いものなのです。

無愛想になったようにみえるのは、頬筋がこわばっているから

顔の筋肉がこわばるというのも、比較的初期からみられる症状です。診察室内に入ってきたその表情で、「ああ、このかたはパーキンソン病だな」とわかることもよくあります。

本人は気づいていないことが多いのですが、笑おうとしても頬筋が動かない、だから仮面をかぶっているような、ちょっと怒っているような顔にもみえるのです。患者さんの家族に尋ねると「そういえば、最近、愛想がないなと思っていました」などといわれることもあります。

その他、肩や首の関節が動かしにくい、ひじや手首、指がスムーズに動かせない、足の曲げ伸ばしがうまくできないと訴えるかたもいます。パーキンソン病の患者さんでふるえが出ない人はいても、この「筋固縮」がまったく出ないという人はいないと

いわれるほど、「筋固縮」はポイントとなる症状です。

しかしとくに初期のころは、患者さん自身が自覚することはほとんどないこともあり、軽症だと見逃されやすいでしょう。

3 寡動・無動

スローモーションのような動き、身ぶりが少なくなることも

動きがゆっくりになる、動作を始めるまでに時間がかかることを「寡動」といいます。「無動」というのは、文字どおり、動きがなくなることです。

たとえば、椅子から立ち上がって歩く場合、立ち上がるのもゆっくり、最初の一歩を踏み出すまでにも時間がかかり、いざ歩き出してもノロノロとしか歩けない、歩くときの腕振りも少なくなる……。「パーキンソン病患者の動きは、まるでスローモーションを見ているようだ」と表現する人もいますが、こういう状態を寡動といいます。

また私たちは会話をするとき、自然と身ぶり手ぶりをまじえますが、会話をしてい

るときにそうした動きが見られなくなるのは、典型的な無動の症状といえるでしょう。

表情の変化が少なくなり、まばたきをする回数が減る「仮面様顔貌」、話し方に抑揚がなくなって低い声でボソボソとしゃべる「単調言語」、文字を書いているうちにどんどん字が小さくなっていく「小字症」なども、代表的な「寡動・無動」の症状として知られています。

その他、ボタンかけがしにくい、衣類の着脱に時間がかかる、箸がうまく使えない、寝返りがしにくい、足が前に出にくい「すくみ足」などもパーキンソン病の患者さんによくみられる寡動・無動の症状です。

2つの違った動作を同時に行えなくなる

寡動・無動の症状ではないのですが、2つの動作を同時にうまく行えなくなるのも、パーキンソン病の大きな特徴です。

たとえば、「ふすまをしめながら、振り返る」「ものをとりながら、振り返る」「お茶を飲みながら、テレビのリモコンを持ってチャンネルを変える」など。

こうした日常生活での何げない動作や動きが不自由になって、家族が「あれっ、何だかおかしい」と病気に気づくこともあります。

4 姿勢反射障害

背筋が強くなり、腹筋が弱くなって、前かがみになる

体のバランスがとれなくなって転びやすくなることを、姿勢反射障害といいます。姿勢反射障害は初期にはあまりみられませんが、病気が進行すると目立ってきます。

パーキンソン病の患者さんは、立っているときは背中を丸めた前かがみの姿勢になります。これは背中の筋肉が強くなって、おなかの筋肉が弱くなるためです。

つまり背中とおなかの筋肉のバランスが悪くなるので、ひざを少し曲げた状態で、前かがみの姿勢になって崩れたバランスを修正し、ようやく立っているのです。ですから患者さんの背筋を無理に伸ばそうとしたり、姿勢を正そうとしたりすると、後ろ

に倒れてしまうでしょう。

病気がさらに進むと、体が斜めに傾くこともあります。パーキンソン病の進行を遅らせるためにはリハビリがとても有効なのですが、リハビリでは、弱くなった腹筋をいかにきたえて強くするかがポイントになります。

歩くときは小さな歩幅でヨチヨチと、足があまり上がらないので、すり足で歩きます。そしていったん歩き出すと、止まったり方向転換をすることがじょうずにできず、病気が進行すると小走りに前に進む「突進」と呼ばれる現象がみられることもあります。

その他の症状――自律神経の乱れによって出る症状

便秘、立ちくらみ、血圧低下など

パーキンソン病になると内臓の働きをコントロールする自律神経も乱れます。そのため、４大症状のような運動機能障害だけでなく、体のあちこちに不調が出てくるようになります。

たとえばパーキンソン病の患者さんの訴えで多いのが、便秘です。

パーキンソン病になって交感神経が優位になると、血管が収縮して血流が悪くなり、胃腸の働きが低下するので、便秘になります。患者さんの中には便秘がパーキンソン病の最初の症状だったと、あとで実感するかたも少なくありません。でもまさか便秘がパーキンソン病の症状だとは思いもしません。そのうち、筋肉のこわばりによる腰痛などを感じ始め、やがて手や足のふるえが出てきてパーキンソン病だと気づく、という道筋をたどるのです。

立ちくらみも、パーキンソン病でよくみられる症状です。

自律神経が下半身の血管を収縮させ、上半身に血液が流れるようにして脳の血圧を調整するため、私たちはスッと立ち上がることができますが、パーキンソン病になると自律神経がうまく働いてくれません。そのため立ち上がった瞬間に、急激に脳の血圧が下がって、立ちくらみを起こすのです。

またパーキンソン病になると血圧が変動しやすく、一般的に血圧が低くなる傾向があります。ですからそれまで高血圧だった人の血圧が正常になることもあります。「ずっと血圧が高かったけど、何もしていないのに下がった！」と喜んでいたら、実はパーキンソン病だった、などというケースもあるのです。

排尿のトラブル、冷え、むくみ、嗅覚障害なども

初期にはあまりみられませんが、やはり自律神経の調整能力が乱れたせいで頻尿になることもあります。逆に排尿が困難になったり、尿失禁を起こしたりする人もいます。

自律神経の乱れで血行が悪くなり、手足が冷えたり、足がむくんだりすることもあります。

体の汗が出にくくなるため、夏など体内に熱がこもって発熱することもあるでしょう。体は汗をかかないのに、顔には汗をかいて、てかてかと脂ぎっていることもあります。

だ液が飲み込みにくくなるので、よだれが増えることもあります。病気が進むと食事や飲み物がうまく飲み込めなくてむせたり、ひどくなると口から食事がとれなくな

ることもあります。

　また、パーキンソン病の症状として、手足の変形や目のあきにくさなどを訴える人もいます。

　さらに、パーキンソン病の患者さんは嗅覚が障害されて、においがわからなくなる症状が現れることがあります。

　嗅覚障害は比較的早い段階から出てくる症状のひとつといわれていますが、においがわからなくなったと訴える患者さんをよく調べたら、パーキンソン病だったというケースがあります。

その他の症状――精神症状

やる気が出ないなど、半数の人にうつ症状が出る

パーキンソン病の症状が進むと周囲のことや物事に無関心になったり、注意力が散漫になったり、記憶力が低下したりすることもあります。元気がない、何だかやる気が出ない、気力がなくなると感じることもあるでしょう。

こうした精神症状はパーキンソン病の患者さんの半分ぐらいに出るといわれています。パーキンソン病で精神症状が出るのは、パーキンソン病の原因である黒質の神経細胞の変性と関係して、脳内で何らかの障害が出ているせいなのかもしれません。また、パーキンソン病という病気に対する不安や心配から、こうした精神症状が出てい

る可能性もあります。

人によっては不眠や、実際には見えないものが見える幻視を訴える人もいます。

以前は「パーキンソン病は認知症につながる病気ではない」とされてきましたが、研究によって、最近は認知症や認知機能の低下とパーキンソン病は無関係ではないと考えられるようになりました。

抗うつ剤を服用し続けると、ドーパミンが減ってしまう

パーキンソン病になると、まばたきの回数が減ったり、表情がとぼしくなるなど、うつ病と似たような症状が出るため、うつ病とまちがえられることも珍しくありません。ドーパミンが減ってアセチルコリンが増えるので、うつのような症状が出やすいのです。

実際はパーキンソン病なのに、精神科を受診して、うつ病と診断され、抗うつ剤を

処方されてしまうと大変です。抗うつ剤はドーパミンを減らす作用があるのです。

パーキンソン病によるうつ症状をうつ病とまちがって抗うつ剤を使い続けると、いつまでたってもパーキンソン病が治らない、ということになりかねません。

パーキンソン病の進み方と重症度分類

進行のスピードには個人差があるが、病気の進み方はほぼ一定

パーキンソン病は時間の経過とともに症状が進んでいく病気ですが、その進行のスピードは人によって違います。病気が発症してから5年、10年たっても、初期のころとあまり変わらないようにみえる人もいます。逆に、パーキンソン病だとわかってから、あれよあれよという間に病気が進行して車椅子が必要になる、というケースもあります。

パーキンソン病は一般的に、5年単位で経過をみるといいといわれています。ですから発症から5年たって症状が落ち着いていれば、その状態でしばらく安定すると考

えてよいでしょう。

パーキンソン病の場合は、進行のスピードに個人差があっても、病気の進み方、どのような流れで病気が進んでいくかは、ほぼ決まっています。

そのため病気の進行度は次にあげる「ホーン・ヤールの重症度分類」によって、確認することができます。

ホーン・ヤールの重症度分類

Ⅰ度
左右どちらか片側の手か足に「静止時の振戦」「筋固縮」がみられる

Ⅱ度
「静止時の振戦」「筋固縮」「寡動・無動」が左右両方の手か足にみられるが、まだ軽度。姿勢の変化はみられるが、「姿勢反射障害」はない

Ⅲ度

歩行障害、方向転換の不安定など、明らかな「姿勢反射障害」がある。日常生活動作障害もかなり進み、突進現象もみられる

Ⅳ度

起立や歩行などが難しく、サポートが必要。労働能力は失われる

Ⅴ度

立つことも不可能で移動には車椅子が必要。ほとんど寝たきりとなる

患者さんが自分でどれぐらいの生活ができるかを示す「生活機能障害度」という、次のような指標も、パーキンソン病の診断ではよく用いられます。

生活機能障害度

1度

日常生活や通院にほとんど介助を必要としない

2度

日常生活や通院に介助が必要

3度

日常生活に全面的な介助が必要で、歩行・起立が不可能

目安としては、

ホーン・ヤールの重症度分類のⅠ度〜Ⅱ度＝生活機能障害度の1度

ホーン・ヤールの重症度分類のⅢ度〜Ⅳ度＝生活機能障害度の2度

ホーン・ヤールの重症度分類のⅤ度＝生活機能障害度の3度

に相当します。

治療では、できるだけホーン・ヤールの重症度分類のⅠ度～Ⅱ度までの状態に保つことが目標になります。

また、パーキンソン病は難病のひとつで、ホーン・ヤールの重症度分類でⅢ度以上になると、医療費の公的扶助が受けられます。

パーキンソン病の診断基準

ほかの病気と判定されないことが、パーキンソン病の診断の根拠になる

初めからパーキンソン病の疑いがある場合は、パーキンソン病の専門医を受診するのがベストですが、近くにない場合、何科を受診すればよいでしょうか。

一般的には、神経内科を受診することをおすすめします。

神経内科は脳や神経などの障害によって起こる病気を診断・治療するところです。たとえばパーキンソン病や脳卒中、アルツハイマー病、脳炎や髄膜炎などの場合、あるいはこうした病気が疑われる場合は神経内科を受診しましょう。ベテランの神経内

科医であれば、診察室に入ってきた患者さんをひと目見るだけで、「パーキンソン病の患者さんだな」とわかることもよくあります。

受診して、まず最初に行われるのがパーキンソン病かどうかの見極めです。パーキンソン病の症状を先にいくつかあげましたが、同じような症状を起こす病気は、ほかにたくさんあります。そのため、パーキンソン病とほかの病気とをまちがわないよう、パーキンソン病の専門である神経内科の受診をおすすめするのです。

パーキンソン病かどうか診断するには、どんな症状が出ているかという確認と、パーキンソン病に似た症状の出る、別の病気ではないという確認のための検査が基本となります。

つまり、各種検査を行って、ほかの病気と判定されないことがパーキンソン病と診断する根拠になるのです。

一般的には、受診してから次のような診察や検査が行われます。

①病歴をきく

医師が、患者さん本人に「手足のふるえや歩きにくさを自覚したのはいつごろですか」など、質問します。

受診するときはその前に、可能であれば家族など周囲にいる人の話も聞いておくとよいでしょう。というのも、パーキンソン病は自分で気づかないうちに症状が進んでいることが、珍しくないからです。他人からたとえば「動作が鈍くなった」「歩き方が変わった」「言葉が聞きとりにくくなった」と言われたことがあれば、医師に伝えましょう。

パーキンソン病は神経系の病気なので、発病の日時は特定できないのがふつうです。患者さんに聞いても「1年ぐらい前からなんとなく……」「半年前ぐらいから……」などということが多いものです。症状が出始めたのが「1週間前」や「1カ月前から」などと発病の日時がはっきりとしていることは、まずありません。そういう場合は、パーキンソン病以外の病気の可能性が高いでしょう。

また、ほかの病気の治療で飲んでいる薬、健康食品やサプリメントなどの情報も必要です。

以前にほかの医療施設でパーキンソン病の治療を受け、薬を服用していた場合は、これまで使った薬の名前、薬の量、その薬を使ってどうだったかなども、くわしく医師に話しましょう。

パーキンソン病の一部には遺伝性のものもあるので、血縁にパーキンソン病の人がいるかどうかも大事な情報となります。

②症状を確認する

31〜34ページで説明したパーキンソン病の4大症状の有無を中心にチェックします。

このうちの2つ以上がみられると、パーキンソン病が疑われます。

パーキンソン病患者の診察に慣れた医師であれば、前にかがんだ姿勢ですり足、ちょこちょこ歩く歩行のしかた、診察室に入ってきたときの顔つきなど、患者さんの様子を見ただけでわかることもあります。

③CT、MRI、PET、SPECT

パーキンソン病の場合、ガンにおける腫瘍マーカーに該当するような、生物学的なマーカーはありません。そのため、各種の検査は「パーキンソン病と似た症状が出る別の病気の可能性を除外するためのもの」となります。

行われるのは脳の形と組織の異常を調べるCT（コンピュータ断層撮影）やMRI（核磁気共鳴画像診断）、脳の働きを調べるPET（ポジトロン断層撮影）やSPECT（シングルフォトン断層撮影）などの画像検査です。

パーキンソン病の原因となる脳の黒質は小さいので、CTやMRIで脳の検査をしても、ほとんど異常は認められません。MRIで異変が見つかるのはアルツハイマー病、脳血管性パーキンソン症候群、線条体黒質変性症、進行性核上性麻痺、大脳皮質基底核変性症などです（病気については70ページ以降参照）。

PETやSPECTでの検査では、線条体黒質変性症、進行性核上性麻痺、レビー小体型認知症、大脳皮質基底核変性症などをチェックすることができます（病気については73ページ以降参照）。

これらの検査では、ドーパミンの減少そのものを画像としてとらえることができません。しかし、2014年に始まったダットスキャン（DatScan）という検査で、パーキンソン病の画像診断ができるようになりました。この検査については、あとでくわしく述べることにしましょう。

④血液検査

パーキンソン病では血液中に病気の証拠となるマーカーは見つかっていませんが、画像検査と同様に、他の病気の可能性を除外するために血液検査や尿検査を行います。

また、パーキンソン病になるとドーパミンが減るので、ドーパミンの代謝産物も減る場合があります。そこで医療施設によっては、脊髄液中のドーパミン代謝産物の量を測定して、診断の参考にすることもあります。

⑤心筋シンチグラフィー

パーキンソン病の診断に有効だとされているのが、心筋シンチグラフィーという検査です。

静脈にＭＩＢＧという物質を注射すると、心臓の交感神経に取り込まれます。それを特殊なカメラで撮影すると、画像に心臓の影がうつります。

しかし、パーキンソン病の場合、ＭＩＢＧが交感神経から取り込まれないので、心臓の影がうつりません。初期はさほどではありませんが、パーキンソン病の病歴が長ければ長いほど、ＭＩＢＧの取り込み率は低下します。

しかしこの検査は健康保険が適用されないこともあって、必ず行われるものではなく、診断に迷ったときに行われることが多いようです。

症状が確認できて、ＣＴやＭＲＩなどでとくに異常がない、心筋シンチグラフィーで心臓の影がうつらないとなったら、パーキンソン病と診断されます。

以前はパーキンソン病の薬を投与して、症状が軽くなればパーキンソン病であると診断する、いわゆる治療的診断が行われていました。

しかし、「パーキンソン病の初期に安易に治療薬を使うのはよくない」という考え方もあるため、現在では、診断のために治療薬を使うことはなくなってきました。

初期のパーキンソン病も診断できるダットスキャン

ダットスキャンは脳内のドーパミン神経が減っているかどうかを調べる検査で、パーキンソン病のほか、パーキンソン症候群、アルツハイマー病、レビー小体型認知症も調べることができます。

この検査には、「ダットスキャン®静注」という医薬品が用いられます。放射性物質が含まれた造影剤を静脈注射して行いますが、欧米では日本で始まる以前から行われていて、安全性は確立されています。日本ではこの薬剤が２０１３年９月に承認され、２０１４年１月から販売されるようになりました。

ドーパミンは脳内で神経伝達物質として働いた後、一部は分解されてなくなってしまいますが、その他は回収されて再利用されます。

この回収する働きをするのがドーパミントランスポーターというタンパク質で、ダットスキャンはドーパミントランスポーターの量を調べることができます。量が少なくなっていれば、ドーパミンをつくる細胞が障害を受けていることがわかります。

ダットスキャン®静注は、このドーパミントランスポーターに結合する性質をもっていて、先に紹介したＳＰＥＣＴで画像を撮ると、ドーパミントランスポーターが脱落しているかどうかがわかるのです。

まず造影剤を静脈注射してから、画像の撮影をしますが、脳に薬剤が集まるまで３～６時間待たなければなりません。その後、あおむけに寝て、脳の画像を撮ります。かかる時間は約30分で、その間は頭を動かさないようにします。撮影が終わった後、医師から説明を受けます。

ダットスキャンは、今後、パーキンソン病や認知症の検査で大きな役割を果たしていくと期待されています。

パーキンソン症候群――パーキンソン病と似た病気

パーキンソン病と似た病気だが、治りにくいのが特徴

パーキンソン病の4大症状である静止時の振戦、筋固縮、寡動・無動、姿勢反射障害など、パーキンソン病にみられるさまざまな症状を、パーキンソニズムといいます。そしてパーキンソニズムがみられる病気は、パーキンソン病以外にもあるのです。

パーキンソン病以外でパーキンソニズムがみられる病気を、「パーキンソン症候群」と呼びます。パーキンソン症候群には次のようなものがあります。

◎脳血管性パーキンソン症候群
――パーキンソン病の薬を飲んでもよくならないので、要注意

脳の血流が悪くなって起こるパーキンソン症候群が脳血管性パーキンソン症候群で、高齢者に多くみられます。脳の血液の循環が悪くなって起こる病気の代表的なものに、脳梗塞があります。脳梗塞は脳の血管が動脈硬化で細くなり、血の塊がつまって体の麻痺や言語・視覚の障害を引き起こします。

脳血管性パーキンソン症候群の場合は多発性ラクナ梗塞といって、脳の中にできた小さな多数の梗塞が原因で起こりますが、麻痺などの症状は出ません。

脳血管性パーキンソン症候群はパーキンソン病と非常にまちがえやすい病気です。「パーキンソン病と診断されて薬を服用しているけれど、なかなかよくならない」というかたが、私のクリニックにはよく来院されます。そういうかたたちの多くが、この脳血管性パーキンソン症候群で抗パーキンソン薬が効きづらいのが特徴です。

大きな違いは患者さんの姿勢と歩き方です。

脳血管性パーキンソン症候群の場合、まるでいばっているときのようにそっくりかえった姿勢で、足先が外側に向いたがに股で歩きます。パーキンソン病の場合は前かがみでチョコチョコと鳥が歩くような感じなので、違いはひと目でわかります。

その他、脳血管性パーキンソン症候群だと静止時の振戦がなく、話すときにろれつが回らなくなったり、呼吸障害が出たりします。またパーキンソン病では左右どちらかから症状が出始めますが、脳血管性パーキンソン症候群ではあまり左右差がみられません。

脳血管性パーキンソン症候群の場合、ドーパミンはきちんと分泌されているので、パーキンソン病の薬を飲むと、副作用が出る場合もあります。脳血管性パーキンソン症候群に効くのが塩酸アマンタジンというインフルエンザの薬で、これは副作用もあまりありません。

脳血管性パーキンソン症候群かパーキンソン病かは、MRIを撮ることでもわかります。

◎レビー小体型認知症
――初期から、うつ症状がみられる

パーキンソニズムに認知症が伴っていたり、認知症がメインでパーキンソニズムがみられる場合は、レビー小体型認知症の可能性が高いといえます。

レビー小体型認知症の場合、初期から幻覚や妄想、うつ症状がみられます。アルツハイマー病の場合も、あまり頻度は多くはないものの、体が固くなり、動きも鈍くなって、座っていると左右いずれかに傾くなどの姿勢の異常などのパーキンソニズムがみられることがあります。

レビー小体型認知症の場合、PETやSPECTで確認できることもあります。また先述のダットスキャンでも確認できます。

レビー小体型認知症の患者は数が非常に少なく、私のクリニックでは認知症の患者の中の100人に2人の割合です。

◎薬剤性パーキンソン症候群
——服用している薬をストップすると、よくなる

薬剤性パーキンソン症候群といって、薬の影響でパーキンソニズムが現れることもあります。薬剤性パーキンソン症候群はパーキンソン病と比べると、ふるえの症状は少なく、動きの鈍さが目立つといわれています。しかし症状からだけでは、なかなか薬剤性パーキンソン症候群とパーキンソン病を区別できないので、やっかいです。

薬剤性パーキンソン症候群の患者さんにはパーキンソン病の薬が効きにくく、原因となっている薬をやめるとパーキンソニズムが軽くなったり、なくなったりします。

薬の影響でパーキンソニズムが現れるのは、その薬を使い始めてから3〜4カ月ぐらいで、薬をやめてパーキンソニズムが軽快するまでの期間もやはり3〜4カ月ぐらいでしょう。

パーキンソン病の場合、患者さんは発病後1年ぐらいで受診されることが多いのですが、薬剤性パーキンソン症候群の場合は、症状が出始めて間もない時期に受診されていることが多いようです。

パーキンソニズムを引き起こす薬はドーパミン受容体を遮断する作用のある薬で、抗精神病薬、抗うつ剤、降圧剤、脳循環改善薬、抗がん剤などです。市販の胃腸薬や鎮痛剤も強いものを長期に服用していると交感神経を過緊張にして、ドーパミン不足を招きます。

薬剤性パーキンソン症候群かパーキンソン病かは、服用している薬をチェックすれば、すぐにわかります。

◎正常圧水頭症

――高齢者に多い病気。画像検査で区別する

正常圧水頭症は、くも膜下出血や髄膜炎、頭の外傷などで起こる、高齢者に多い病気です。認知機能の低下、歩行障害、尿失禁がその代表的な症状で、ふるえは基本的にみられません。

正常圧水頭症かパーキンソン病かは、ＣＴやＭＲＩの画像を見れば、すぐにわかり、正常圧水頭症の場合、脳室が大きくなっています。これは正常圧水頭症になると脳の中の髄液の流れが悪くなって、髄液が脳室にたまってしまうためです。画像検査を行うと、脳の表面にも髄液がたまっているのがわかります。

◎進行性核上性麻痺
——そり返るような姿勢で、初期から転倒しやすいのが特徴

進行性核上性麻痺は体のバランスが悪くなって、転びやすくなるのが特徴です。この病気になるとあごが上がって後ろにそり返るような姿勢になるので、後方によく転びます。さらに病気が進行すると上下への眼球の動きも悪くなるので、よけいに転びやすくなります。

歩行が不安定で動作がゆっくりになるなど、初期はパーキンソン病と区別するのが難しいのですが、初期から転倒しやすいかどうかが違います。パーキンソン病では、初期から転倒することはまずありません。

進行性核上性麻痺は病気の進行が速く、数年で寝たきりになることもよくあります。パーキンソン病と違って、ＣＴやＭＲＩ、ＰＥＴ、ＳＰＥＣＴでみると、中脳の萎縮がみられます。

◎大脳皮質基底核変性症
——病気が進んでも、片側に強く症状が出る

大脳皮質基底核変性症の場合、左右どちらか片側の手足が動かしにくいのが特徴です。パーキンソン病も片側から症状が出始めますが、進行すると両側に症状がみられるようになります。しかし、大脳皮質基底核変性症は、病気が進んでも、左右どちらか片側に症状が強くみられます。

この病気も、ＣＴやＭＲＩ、ＰＥＴ、ＳＰＥＣＴの検査をすることで、パーキンソン病と区別することができます。

◎線条体黒質変性症
——ふるえはまれで、症状が初期から両側に出る

線条体から黒質にいたる神経細胞が変性して起こる病気で、パーキンソン病と見分

けるのが難しい病気です。パーキンソン病との違いは、線条体黒質変性症の患者さんは50代が多いこと、ふるえがみられるのはまれで、初期から、片側ではなく両側に症状が出ることなどです。

また、MRI、PET、SPECT検査をすると、線条体に異常がみられます（パーキンソン病の場合は正常）。

◎シャイ・ドレーガー症候群
——メインは立ちくらみなど、自律神経の症状

立ちくらみ、めまい、排尿障害、発汗障害、便秘など自律神経の症状がメインですが、ふるえ、寡動、筋固縮など、パーキンソニズムも合併します。

◎オリーブ橋小脳萎縮症
——CTやMRIで見ると橋や小脳が萎縮している

多系統萎縮症のひとつで、言葉が不明確になる、歩行がふらふらする、動作がゆっくりになる、手指がうまく動かせないなどの症状が出ます。進行すると自律神経の症状やパーキンソニズムも出てきます。

CT・MRIの検査で小脳、橋（脳幹の一部）の萎縮が確認できます（パーキンソン病の場合は正常）。

◎脳腫瘍
——前頭葉に腫瘍がある場合。CTやMRIで診断する

頻度はあまり高くありませんが、前頭葉に脳腫瘍がある場合、パーキンソニズムがみられることがあります。CT・MRI検査で診断がつきます。

◎甲状腺機能亢進症
――ふるえが出るが、ホルモン量を測定して診断する

ふるえが出るので、パーキンソン病との見分けが必要です。甲状腺ホルモンや甲状腺刺激ホルモンの量を測定することで、診断ができます。

◎副甲状腺機能低下症
――ホルモンの量の測定で診断する

動作がゆっくりになる、表情がとぼしくなるなど、パーキンソン病とよく似た症状が出ます。見分けが難しいのですが、副甲状腺ホルモンの量などを測定することで、パーキンソン病と区別することができます。

◎ウイルソン病

——年齢が若い場合は注意！　血液検査で診断する

ウイルソン病というのは遺伝性の代謝疾患で、表情のこわばり、手足のふるえ、歩行困難、無気力、うつ状態など、パーキンソニズムが出ます。

若い年齢でパーキンソニズムが出た場合、この病気との見分けが必要です。血液検査で診断がつきます。

第2章

パーキンソン病の最新治療法

パーキンソン病の治療について

――発症した年齢、認知症の有無で、治療法が異なる

薬や病気の症状を軽くするのが治療のメイン

残念ながら今の時点では、パーキンソン病を完全に治す方法はないので、治療は症状を軽くする対症療法が中心になります。

治療のメインとなるのが薬です。パーキンソン病の症状を軽くする薬は、いろいろなものがありますが、完全に病気の進行を止められるものはないため、薬とのつきあいも生涯にわたるものとなります。

また患者さん一人一人の症状はもちろん、病気が発症した年齢、進行の度合い、そ

して患者さん自身の生活に対する考え方、主治医の方針などによって、薬の選び方、使い方はさまざまなのが現状です。

パーキンソン病の治療になくてはならないのが、Ｌ－ドーパ製剤です。

これは脳内で減っていくドーパミンを補うものですが、あとでくわしく説明するように、使い始めて何年かすると、効果が弱まる、体が勝手に動いてしまう、幻覚や妄想などの精神症状が出るなど、さまざまな副作用・問題が出てくることがわかってきました。

ですから「できればＬ－ドーパ製剤は、なるべく遅い時期に使ったほうがよい」という意見が、臨床現場や専門家から上がってきました。

そこで日本では、２００２年に日本神経学会から「パーキンソン病治療ガイドライン」というものが発表されました。その趣旨は、長期の服用による運動障害などの合併症を防ぐため、できるだけ使用を開始する時期を遅くしようというものでした。

しかし2011年に発表された「パーキンソン病治療ガイドライン改訂版」では、必要があればL－ドーパ製剤で治療を開始してよいとする考え方に変わってきました。

60歳以降で発症した場合、比較的病気の進行が遅い

パーキンソン病の治療薬として最も効果があるのはL－ドーパ製剤です。またドーパミン受容体作動薬（ドーパミンアゴニスト）で治療する場合もあります。ドーパミン受容体作動薬については、あとでくわしく説明します。

L－ドーパ製剤もドーパミン受容体作動薬も、早期にはどちらも有効であることが確認されています。しかし、新しいガイドラインでは、L－ドーパ製剤による運動障害が起こりやすい「若年型パーキンソン病」であれば、ドーパミン受容体作動薬で治療を開始すべきだとしています。

一方、高齢者や認知症を合併している場合は、ドーパミン受容体作動薬で治療を始

めると、幻覚や妄想の症状が起こりやすく、また若い人より病気の進行が遅く、運動障害が現れるまでの期間も長いことから、Ｌ－ドーパ製剤で治療を開始してもよいということになりました。

しかし、ガイドラインは効果的な治療をするための目安で、個々の医師によって考え方は異なり、実際には必ずしもこのガイドラインのとおりに治療が進められているわけではありません。また同じ薬を使っても、患者さんによって効き方が異なることもよくあります。そのため、同じような症状の患者さんに異なった処方が出ることも珍しくありません。

Ｌ－ドーパ製剤は耐性ができて効かなくなる

またＬ－ドーパ製剤は劇的に効くけれども、耐性ができて、５年単位で効かなくなるといわれています。パーキンソン病についての研究で第一人者として知られている水野美邦先生も、その著書の中で「L－ドーパ製剤を使うかどうかの線引きは、70歳。患者さんが70歳以下の場合はドーパミン受容体作動薬を使い、L－ドーパ製剤は70歳以上の患者さんに使いましょう」と述べています。

ちなみにアメリカのパーキンソン病治療指針も「患者の年齢が69歳以下の場合は、まず、ドーパミン受容体作動薬を選択するように」とされています。

「病気である」と診断されると、やたらと薬を欲しがる患者さんも多いのですが、60歳以降でパーキンソンの初期であれば、患者さんはむやみに薬を飲まずに、しばらく様子を見ることをおすすめします。

パーキンソン病で使われる薬
――選び方・組み合わせ方・使い方は、患者によって異なる

パーキンソン病の薬のほか、副作用を抑える薬が処方されることも

パーキンソン病で主に使われる薬は、減ってしまうドーパミンを補うL－ドーパ製剤、脳を刺激してドーパミンが分泌したときと同じような反応を起こさせるドーパミン受容体作動薬（ドーパミンアゴニスト）です。その他、抗コリン剤（塩酸トリヘキシフェニジル、塩酸ビペリデンなど）、塩酸セレギリン、塩酸アマンタジン、ドロキシドーパという薬も、パーキンソン病の治療で使われる薬で、こうした薬を抗パーキンソン病薬といいます。

どの薬も根本的にパーキンソン病を治す薬ではないため、服用しているときは症状がよくなるものの、服用をやめると元に戻ってしまいます。

また薬には副作用がつきものですが、抗パーキンソン病薬の多くは、吐き気、眠気などといった症状が副作用として出ることが多いでしょう。副作用で吐き気がひどいと、抗パーキンソン病薬が飲みにくくなります。そのため最初から、抗パーキンソン病薬といっしょに吐き気止めが処方されることもあります。また、薬によっては車の運転などを控えなければならないものもあります。

さらに患者さんによっては、パーキンソン病の治療で使われた薬による副作用を改善するため、便秘薬、下剤、胃腸薬、血圧を上げる薬、抗うつ剤、抗不安薬、抗精神病薬、睡眠薬などが処方されることもあります。

Lードーパ製剤

ドーパミンの原料となるLードーパ製剤

パーキンソン病は脳の中のドーパミンが足りなくなって起こる病気です。ですからドーパミンを薬として補充できれば、症状がなくなって元のように動けるようになるはずです。しかし、実はこれが難しいのです。

薬を服用すると、その成分は小腸で吸収されて血液に入り、全身をめぐります。しかし脳の入り口には、脳の中に入ってくる物質を制限する「血液脳関門」があり、分子の大きなドーパミンはここを通過できません。そこでこの血液脳関門を通過できるLードーパを薬として使うのです。

Ｌ－ドーパは、ドーパミンの原料となって、脳内のドーパミンを補充する働きをします。

以前は、Ｌ－ドーパ単剤という薬が使われていましたが、この薬は末梢血管でほとんどが分解されて、１％ぐらいしか脳には届かないことがわかりました。そこで現在では、Ｌ－ドーパ製剤を末梢血管で分解させてしまう酵素（脱炭酸酵素）の働きを阻害する物質（末梢性ドーパ脱炭酸酵素阻害剤）を配合したＬ－ドーパ合剤が使われています。

また、Ｌ－ドーパは、血液中のＣＯＭＴという酵素によっても分解されてしまうため、Ｌ－ドーパ製剤といっしょにＣＯＭＴの働きを抑えるコムト阻害剤を服用することもあります。

患者さんによっては、Ｌ－ドーパ単剤のほうが効くこともあるので、単剤が使われる場合もあります。

Ｌ－ドーパは動物の体内にも、また植物の中にもあるアミノ酸の一種です。たとえばソラマメなどのマメ科の植物や、北海道に自生しているエゾウコギにはＬ－ドーパが含まれていることが知られています。実際ロシアでは、エゾウコギを治療に用いています。市販の漢方薬でもエゾウコギを用いた処方があるのですが、私の経験では、まだ期待したほどの効果は実感できていません。

早ければ服用後3～5日で4大症状が軽減する

Ｌ－ドーパ製剤は非常によく効く、「切れ味のよい」薬で、ふるえ、筋肉のこわばり、動作が遅くなる、歩行や姿勢の反射障害といったパーキンソン病の４大症状を軽減してくれます。薬を使って効きめが出始めるまでの期間や効き方には個人差があるものの、早ければ３～５日で何らかの効果を実感する人もいます。

Ｌ－ドーパ製剤の使用は、最初は少量からスタートします。血中のＬ－ドーパ濃度を下げないよう、1日3回に分けて服用して、効果はどうか、吐き気などの副作用はないかなどを確認しながら、1~2週間ぐらい様子を見ます。もし効果がないようであれば薬の量を増やし、チェックということを行って、その人にとっての適量を見つけます。

私たちの体はよくできていて、自分の体にとって必要なものは作り出しますが、体が不要だと判断したものは、どんどん作らなくなっていきます。L－ドーパ製剤を使うということは、外からドーパミンを補給していることと同じなので、そのうちに体自身が「どうせ外から入ってくるのだから、自分でドーパミンを出さなくてもいいんだ」と勘違いして、さらにドーパミンの分泌量を減らしていきます。そのため、いったんL－ドーパ製剤を使い出すとやめられなくなり、時間の経過とともにより多くの量のL－ドーパ製剤を必要とするようになってくるのです。

5年以上使い続けると現れるウェアリング・オフ現象

Lードーパ製剤は登場してしばらくは画期的な薬として、高い評価を得ました。しかし、長く飲んでいると効きめが弱くなるという問題があることや、さまざまな副作用が出ることなどがわかってきました。

そのひとつがウェアリング・オフという現象です。薬を5年ぐらい飲んだ人の約半分にウェアリング・オフ現象が出るといわれています。

たとえばLードーパ製剤を1日3回飲んでいると、1日中その効果が続くのがふつうです。しかし5年以上薬を飲み続けていると、効いている時間が4時間、3時間と少しずつ短くなり、薬の効いていない時間帯ができてしまうのです。そして薬の効いていない時間は、治療を始める前のような状態に戻って、体がまったく動かなくなったりするのです。こうした症状をオフ症状といいます。

また、服薬時間に関係なく、急に薬の効果が現れたり、急に症状が悪化したりするオン・オフ現象というものもみられます。ただし、オン・オフ現象は、ウェアリング・オフ現象ほど多くの人にみられるわけではありません。

8〜10年目ぐらいから、体が勝手に動くジスキネジアが現れる

さらに3〜5年経過、つまり薬の服用を始めて8〜10年目ぐらいから、徐々に薬の量も増えていることもあり、ジスキネジア（不随意運動）という、L－ドーパ製剤の副作用が出てきます。

ジスキネジアというのは、自分の意思に反して、体が勝手に動いてしまう症状で、手足や首、胴体がくねくねしたり、体がゆらゆら揺れたり、足が小きざみにふるえたり、舌を出したり引っ込めたり、顔をゆがめたりするのです。

患者さんによってジスキネジアが出るタイミングは違います。L－ドーパの血中濃

度が高いときに出る人もいれば、血中濃度が変化するときに出る人もいます。足の指などが曲がってしまうジストニアという症状が出る人もいます。

10年目ぐらいから、幻覚が出ることもある

Ｌ－ドーパ単剤が主に使われていたころは、吐き気などの消化器症状、胸の痛みや動悸、不整脈などが比較的よくみられる副作用でした。Ｌ－ドーパ合剤が使われるようになって、消化器症状や循環器症状はずいぶん少なくなりました。それでも「吐き気がつらい」という場合は、吐き気止めなどを処方することもあります。薬を飲んで一定時間がたつと胸の痛みや動悸などを感じる場合は、薬の服用を続けるかどうか、医師と相談することが必要になります。

Ｌ－ドーパ製剤を飲むと、初めは「頭がはっきりする」という患者さんが多いものです。これは大量のドーパミンが放出されて覚醒作用が起こるからなのですが、それ

が行きすぎると睡眠障害や幻覚、妄想などといった症状が出ることもあります。幻覚が出てくるのはだいたい薬を飲み始めてから10年目ぐらいでしょう。L－ドーパ製剤を多く使うと、認知症になるともいわれています。

こうした副作用が出てきた場合は、薬の再検討や外科的な治療などを考えなければなりません。

薬はじょうずに使い、リハビリなども取り入れて

「薬にそんなに問題や副作用があるのなら、いくらパーキンソン病の症状が楽になるといっても、薬は飲みたくない」と思う人もいるでしょう。でもどんな薬にも、よい作用と副作用があります。

昨今の自然志向もあって、薬を悪者扱いする風潮もありますが、この世にある薬を全部否定するなんて、ナンセンスです。実際、薬のおかげでさまざまな病気が治り、

多くの命も助かっているわけですから。

薬は病気を治すために必要なもので、賢くじょうずに使うべきです。いろいろな病気に悩むたくさんの患者さんたちと接していると、「薬は絶対イヤ！」と拒否して、何年後かに「あのとき、薬を飲んでおけば、こんなにひどくならなかったのに」と後悔するケースを目の当たりにすることも、少なくありません。

パーキンソン病は幸いなことに、薬を拒否したから死んでしまうというような病気ではありません。でもじょうずに薬とつきあえば、病気のコントロールに非常に有効なのです。

薬を使う場合、その副作用などをむやみにこわがるのではなく、まず、医師に薬の特徴をよく聞くことが大事です。そして薬だけに頼らず、リハビリなど自分でできる療法も同時に行いましょう。そうすれば病気の進行を遅らせることができ、使う薬の量も減らすことができます。

薬をやめる場合は徐々に減らさないと、トラブルになる

「とりあえず症状を抑えるために薬は飲みたい。でも副作用が出るのなら、その前に薬をやめたい」あるいは「薬を飲んでいたら、調子がいい。そろそろ薬をやめようか」などと思う患者さんもいらっしゃるでしょう。でも、パーキンソン病の薬を一気にやめるのは避けましょう。

薬をやめる場合は、一度に全部やめるのではなく、量を少しずつ減らしていってください。ずっと飲んでいたパーキンソン病の薬を突然やめると、高い熱が出たり、筋肉がこわばったり、ふるえが出たり、意識障害などを起こす、悪性症候群になる心配があるからです。

また患者さんによっては、薬をやめると心臓に影響が出ることもあります。

薬をやめてはいけない人は、たとえばアドレナリンやノルアドレナリンの値が高い

人です。こうした患者さんの薬の量を減らしていく場合、医師は患者さんのアドレナリンなどの値を見ながら、調整していくことが多いでしょう。

また、うつ症状が強く出ている人も、なかなか薬はやめにくいといえるでしょう。

ドーパミン受容体作動薬（ドーパミンアゴニスト）

効きめは弱いが、ウェアリング・オフ現象やジスキネジアは少ない

ドーパミン受容体作動薬は、黒質からドーパミンを受け取る線条体の受容体に、ドーパミンが分泌された場合と同じような刺激を与えて、体を動かせるようにする薬です。ドーパミン受容体刺激薬ともいいます。

L－ドーパ製剤より効き目は弱いものの、薬が効いている時間がL－ドーパ製剤より長いので、効果が持続するというメリットがあります。

また、L－ドーパ製剤よりも、ジスキネジアなどの副作用が出始めるのが遅い、ウェアリング・オフ現象が少ない、ウェアリング・オフ現象が出始めるのが遅い、など

も特徴でしょう。

そのため70歳以下のパーキンソン病患者で、認知機能が低下していない患者さんの場合、初めはL－ドーパ製剤ではなく、ドーパミン受容体作動薬が使われるようになったのです。

そのほか、L－ドーパ製剤を長期に使ったため、ウェアリング・オフ現象やジスキネジアが出たり、L－ドーパ製剤が効かなくなったりした患者さんに、ドーパミン受容体作動薬を使うということもあります（この場合も認知症などの精神症状が出ている場合は使われません）。

しかし、この薬は残念ながら、L－ドーパ製剤ほど強い効きめはありません。そのため「薬を飲んでいるけれど、たいして症状に変わりはないな」という患者さんもいます。

人によっては、使えない薬も

ドーパミン受容体作動薬には、L－ドーパ製剤より効くのに時間がかかる、薬の種類によっては、突然眠くなる、吐き気など消化器系の症状が出やすい、起立性低血圧や幻覚などの副作用が出る、などの欠点があります。

日本では現在、経口薬では8種類のドーパミン受容体作動薬が使われていますが、肝臓や腎臓に重い障害がある人、胃潰瘍や十二指腸潰瘍が治っていない人、妊娠中や授乳中の人、服用すると月経不順になる人などには使えない薬があります。

ドーパミン受容体作動薬に注射薬や貼り薬も登場

2012年から、患者さん自身が専用の注入器を用いて皮下に注射するタイプのドーパミン受容体作動薬（アポモルヒネ塩酸塩水和物）が処方できるようになりました。ウェアリング・オフ現象が現れて、体が動かせなくなったときなど、症状をすみやかに改善するレスキュー薬という位置づけの注射薬です。

Lードーパ製剤を長く服用しているとウェアリング・オフ現象が起こってきますが、オフ症状が出たとき、患者さんが次に服用する薬が効いてくるまでの間、オフ症状を一時的に改善するのが、この注射薬の使い方です。注射をすると、20分でオフ症状が改善しますが、2時間後には効果が消失します。

また2013年から、ドーパミン受容体作動薬の貼り薬が使えるようになりました。経皮吸収型ドーパミンアゴニスト製剤（ロチゴチン）といって、1日1回貼るだけで、24時間安定して効果が持続するのが特徴です。早朝にかけて飲み薬の効果が切れてしまい、目が覚めてもすぐに活動できないなど日常生活で困っている患者さんなどへの効果が期待されています。

抗コリン剤（塩酸トリヘキシフェニジル、塩酸ビペリデンなど）

ふるえの改善に効果的だが、物忘れがひどくなることも

脳の線条体の中では、ドーパミンとアセチルコリンという神経伝達物質がバランスをとり合って働いています。

パーキンソン病はこのうちの筋肉を動かすドーパミンが減って、運動機能の障害が起こる病気です。

ドーパミンが減ってしまうと、２つの神経伝達物質のバランスが崩れるので、体の動きを抑えるアセチルコリンの働きが活発になりすぎてしまいます。そこで、アセチルコリンの働きを抑え、ドーパミンとバランスをとるために使われるのが、抗コリン

剤です。

抗コリン剤はパーキンソン病の薬の中で最も古くから使われているもので、Ｌ－ドーパ製剤が開発される前は、抗コリン剤しかパーキンソン病の治療薬はありませんでした。抗コリン剤はとくにふるえや筋肉のこわばり、Ｌ－ドーパ製剤を長期に使ったときに現れるジスキネジアの改善などによく効きます。

しかし、アセチルコリンは記憶にも関係する物質です。そのアセチルコリンの働きを抑える抗コリン剤を使うと、人によっては物忘れがひどくなったり、幻覚を見たりすることもあります。そのため使用する前には、患者さんの認知機能の確認が必要です。患者さんが高齢の場合は、抗コリン剤を使うと、幻覚や錯乱などが出て認知機能が低下することもあるので、ほとんど使われないことが多いようです。

その他の薬

◎塩酸セレギリン
——脳内のドーパミンを分解する酵素の働きを抑える

脳内のドーパミンを分解するモノアミン酸化酵素（ＭＡＯ－Ｂ）の働きを抑える薬が塩酸セレギリンです。ＭＡＯ－Ｂ阻害薬ともいいます。日本で使われるようになったのは１９９８年からで、Ｌ－ドーパ製剤といっしょに使われます。

塩酸セレギリンには、Ｌ－ドーパ製剤の使用量を抑えられる、Ｌ－ドーパ製剤の効果を長く保てる、Ｌ－ドーパ製剤を長期に服用したときに現れるウェアリング・オフ現象を軽減する、などのメリットがあります。

副作用は少ないといわれていますが、起立性低血圧や不眠などの症状が出ることもあります。

◎塩酸アマンタジン
——主に、初期で症状が軽いときに使われる薬

塩酸アマンタジンはインフルエンザの治療薬です。

パーキンソン病の患者さんがインフルエンザの治療のためにこの薬を飲んだら、パーキンソン病の症状もよくなったことから、現在はインフルエンザの治療だけでなく、パーキンソン病の治療にも使われるようになりました。

塩酸アマンタジンは抗コリン剤と同じように、アセチルコリンの働きを弱め、ドーパミンを効率よく働かせ、症状を軽くするのではないかと考えられていることから、ドーパミン放出促進薬ともいいます。ただし薬の効きめはあまり強くはないので、パーキンソン病の初期で、まだ症状が軽いときに使われることが多いでしょう。

また最近では、L－ドーパ製剤を長期に使ってジスキネジアが現れたときにも、塩酸アマンタジンが使われることがあります。

めまいや不眠、吐き気などの副作用も少ないのですが、腎臓の働きが悪い場合に、手足の細かいふるえや錯乱などの症状が出ることがあります。高齢になると腎機能が低下しがちなので、この薬を使用する前には腎臓のチェックが必要です。

◎ドロキシドーパ
――すくみ足の改善薬として開発され、起立性低血圧にも効果がある薬

ノルアドレナリン補充薬ともいい、パーキンソン病の症状を抑える薬のひとつです。また、L－ドーパ製剤を長期に飲んでいる場合にもみられる、すくみ足を改善するために、日本で開発された薬です。しかし残念ながら、その治療効果はあまり高いとはいえません。

なお、この薬は起立性低血圧の改善に効果があるので、パーキンソン病の治療だけでなく、起立性低血圧の治療に使われることもあります。

◎ゾニサミド

もともと、てんかんの薬で、パーキンソン病で併発したけいれんの治療に用いたところ、効果があったことから、パーキンソン病の治療薬として承認されました。薬理作用ははっきりわかっていませんが、ＭＡＯ－Ｂ活性を阻害する働きがあり、ドーパミンの分解抑制および合成促進をもたらすと考えられています。

Ｌ－ドーパ製剤と併用することで、運動能力の改善、日常動作の向上、ウェアリング・オフの時間が短縮されるなどの効能が認められています。

外科的治療について

――基本的には、薬での治療が限界にきたら考える

ジスキネジアや幻覚などの副作用が出たら、手術を考慮

さまざまな治療薬をうまく組み合わせたり、リハビリを行ったりすることで、パーキンソン病の進み方はかつてよりもゆっくりになり、経過も改善して、パーキンソン病になっても天寿をまっとうできる人が多くなりました。薬を使いながら、発病前と同じように仕事を続けている人も珍しくありません。

しかしパーキンソン病があまりに進行してしまうと、薬で症状を改善するのが難しくなってきます。また薬が効かなくなったり、副作用としてジスキネジアが起きたり

幻覚を見るようになったりすることもあります。

パーキンソン病の患者さんが見る幻覚は、ほとんどの場合、そこにないものが見える幻視というものです。たとえば本当は何もないのに、壁に虫がはっているように見える、すでに亡くなっている人が立っているのが見えるなどの症状が起きてくると、もう薬物療法は限界にきていると考え、次の手として、手術を考えなければなりません。ただし、手術は誰でも受けられるというわけではなく、厚生省（現・厚生労働省）によって決められた、次のような基準があり、この8項目すべてを満たしている場合のみ、手術の適応となります。

●過去にL－ドーパ製剤の治療効果が認められていた人で、手術前にも効果が持続している

●パーキンソン病の薬物療法が十分に行われているものの、症状が改善していない

●日常生活が困難になる不随意運動や薬物療法によるウェアリング・オフの現象がある
●全身の状態が良好である（重い全身疾患がある人には適応されない）
●知能は正常である（重い認知障害を起こしている人には適応されない）
●情動的に安定している（著しい精神症状のある人には適応されない）
●脳の画像検査で、脳萎縮がないことが確認されている
●本人が手術に同意している

（厚生省『パーキンソン病に対する脳外科的手術療法の適応基準』より）

ただし、手術もパーキンソン病を根本から治すものではないことは覚えておいてください。

手術をするのは「薬では症状が抑えられない場合」「薬の副作用がひどくて、薬の

量を減らさなければならない場合」です。ただし、若年型パーキンソン病の場合は、比較的病気の初期から手術の適応を考えます。

手術によって薬の量が減らせ、副作用が軽減できる

パーキンソン病の外科的治療で行われるのは「定位脳手術」です。脳の中の運動系の神経回路の一部をこわしたり、刺激したりして症状を改善するのです。

１９５０～６０年代、定位脳手術はパーキンソン病の治療の中心でしたが、70年代にＬ－ドーパ製剤が登場すると、治療のメインは薬にとってかわられました。しかし、薬物療法を続けていると、薬によってあらたに運動障害（体が勝手に動いてしまうジスキネジア）や精神症状（幻覚）などが生じることがわかりました。

こうした症状はパーキンソン病のもともとの症状以上に、患者さんにとっては耐えがたく、つらいものに感じられることもあるでしょう。手術を行って薬の量を減らす

ことができれば、こうした副作用も軽減できます。

さらにCTやMRIなどの画像診断技術など、さまざまな医療技術の革新によって、以前より正確で安全な手術ができるようになったことも、再び手術療法が見直されるようになってきた一因でしょう。

現在、パーキンソン病の患者さんに行われる手術は「破壊術」と「脳深部刺激療法」の2種類です。

「破壊術」と「脳深部刺激療法」

「破壊術」というのは、その名前のとおり、組織をこわしてしまう手術で、脳の一部に電極を通して、特定部分を熱で固めたり、ガンマナイフで切除したりします。こわすのは視床、淡蒼球、視床下核といった、大脳の深いところにある部分です。

とくに視床を破壊すると、ふるえがかなり改善できるといわれています。淡蒼球の破壊はふるえやＬ－ドーパ製剤を長期に使ったときに起こるジスキネジアにも効果があります。

「破壊術」は若年型パーキンソン病に非常に効果がある手術です。

「脳深部刺激療法（ＤＢＳ）」は、手術によって脳内の視床下核などに電極を、胸部には刺激発生装置を埋め込んで、両者をケーブルで結び、脳を刺激することで症状の原因となる信号を妨害し、「破壊術」と同様の効果を得る方法です。「破壊術」よりも危険が少なく、手術の合併症も出にくい反面、異物が体内に残るので、感染や断線の危険があります。

「脳深部刺激療法」はパーキンソン病の初期ではほとんど行われず、だいたい60歳以上で、ホーン・ヤールの重症度分類がⅣ度以上の、病気が進行している患者さんが対象となります。

「脳深部刺激療法」を行うと、パーキンソン病の４大症状が軽減するだけでなく、Ｌ

ードーパ製剤が効いている状態を持続させることができるので、薬の量を減らすことができます。薬の量が減るのでジスキネジアも少なくなるでしょう。

私のクリニックの患者さんの中にも、この「脳深部刺激療法」の手術を受け、術後10年たってもよい状態をキープして、しっかり歩けている人が何人もいます。

鍼治療について
——副交感神経を優位にしてドーパミンを増やし、三叉神経を刺激してドーパミンを放出させる

ホーン・ヤールの重症度分類で2段階ぐらい、症状が軽くなる

パーキンソン病の症状を軽くするには、鍼治療も非常に効果があります。

私のクリニックで、鍼治療を受けた人は、明らかに症状が軽快し、ホーン・ヤールの重症度分類でいうと2段階ぐらい軽くなるのです。

たとえば、最初に受診したときはホーン・ヤールの重症度分類でいうとⅢ度で、歩くのにもヨタヨタとしていたような人が、鍼治療を受けるとⅠ度になってスタスタと

歩き、ふるえもみられなくなるというようなケースがよくあるのです。また、鍼治療は脳血管性パーキンソン症候群の患者さんの症状改善にも効果がありました。

パーキンソン病の患者さんは交感神経が優位で、顆粒球が多い

自律神経のバランスによって、白血球の中の顆粒球とリンパ球の比率は変わります。交感神経が緊張すると顆粒球の数が増え、リンパ球の数は減ります。逆に副交感神経が優位になると顆粒球の数は減り、リンパ球の数は増えます。

私がデータをとったところ、パーキンソン病の患者さんの白血球は顆粒球が約70%以上、リンパ球が20%前後でした。ふつうの健康な人の割合は顆粒球54~60%、リンパ球35~41%ですから、パーキンソン病の患者さんは明らかに顆粒球が多すぎる、つまり、交感神経が過緊張の状態にあることがわかります。

交感神経が優位な状態はパーキンソン病を起こしやすくします。鍼治療は副交感神

経を優位にするので、パーキンソン病の症状が軽くなるのでしょう。

副交感神経を優位にすると、ドーパミンは増える

パーキンソン病の患者さんに鍼治療を行うことで、実際に脳内のドーパミンの分泌量が増えることも、明らかになりました。

顆粒球は活性酸素の発生源です。鍼治療を行って交感神経優位から副交感神経優位にすれば、顆粒球は減るので、活性酸素も減ります。すると脳の神経細胞の働きも活性化して、ドーパミンの分泌量が増えると考えられるのです。

一般に鍼治療というのは、脳内のホルモンバランスを整える効果が高いものです。ドーパミンに限らず、少なくなったものを増やし、多くなったものを減らして、ちょうどいいバランスにする作用が鍼治療にはあるのです。

三叉神経を刺激すると、ドーパミンの量が増える

最近は大学病院などいろいろな施設で、パーキンソン病の治療に鍼をすすめるところが増えてきました。そうした施設で行われることが多いのが、頭に鍼を打って三叉神経を刺激するという治療です。三叉神経を刺激すると、その痛み刺激が大脳を通らず中脳に入るので、体が勘違いして一時的にドーパミンの量が増えるのです。これは動物実験で証明されています。人の場合も、頭に鍼を打つと、そのときだけパーキンソン病の症状が軽くなるのです。

診察室に入ってくるときはまっすぐ歩けなかったような人が、鍼治療のあとスタスタと歩いて帰るということもよくあります。しかし、その効果は3～4日程度しか続きません。それは一時的にドーパミンの放出量が増えても、ドーパミンそのものの量が増えているわけではないので、結局はドーパミン切れを起こしてしまうからです。

鍼治療では「本治法」といって、まず副交感神経を優位にして、ドーパミンそのものの量を増やし、それからその患者さんの症状などに合ったツボ治療を行うことが大事です。しかし残念ながら、この「本治法」についての知識・技術を持った鍼灸師による適切な鍼治療を受けることができるところは、まだ多くありません。

漢方薬で血中のドーパミン濃度は上がる

パーキンソン病の患者さんには漢方薬は、抑肝散《よくかんさん》（冷え解消などに使われることが多い漢方薬）などが処方されることが多いでしょう。

私のクリニックでも抑肝散を用いることがあり、「ふるえがとれる」といった効果が出た例もあります。しかし残念ながら、パーキンソン病のさまざまな症状に対して、十分な効果があるとはいえません。これからの研究課題です。

参考までにいうと、パーキンソン病と似た病気のひとつ、レビー小体型認知症（73

ページを参照）には、加味温胆湯《かみうんたんとう》という漢方薬が効果的で、幻覚や幻聴などの症状がとれるなどの症例が報告されています。

なお、アメリカのセント・ジョーンズ・ホスピタルで行われたラットの実験では、芍薬甘草湯《しゃくやくかんぞうとう》という漢方薬が血液中のドーパミンを増やしたというデータがあります。

今のところ、漢方薬だけでパーキンソン病の患者さんの脳内ドーパミンが増えたという報告はありませんが、患者さんの血中のドーパミンは確実に増やすことができます。

ただし、血中のドーパミンの量は脳内のドーパミンの量とは全然異なるものなので、ドーパミンの血中濃度を調べてもあまり参考にならない、という医師もいます。

遺伝子治療について
——健康保険が適用されないが、よい結果が出始めている

ホーン・ヤールの重症度分類Ⅳ度の患者さんが歩けるようになった例も

パーキンソン病の治療法には、さまざまな薬、手術、リハビリ、鍼など、たくさんのバリエーションがあります。ですから、あきらめないで、その中から自分の症状に合った、体にやさしい治療法を選ぶことが大事です。

現在、パーキンソン病の新しい治療法として注目されているのが、遺伝子治療です。ドーパミンを出す遺伝子を脳に直接入れるというもので、薬では無理な、病気その

ものを治す効果が得られるのではないか、と期待されています。これまではその遺伝子を何にのせて脳に届けるかが問題でしたが、さまざまな研究の結果、ＲＳウイルスというかぜのウイルスに遺伝子をのせることに成功しました。

そして、実際に２００７年、自治医科大学附属病院でパーキンソン病の患者さんに遺伝子治療が行われ、ホーン・ヤールの重症度分類でⅣ度以上の自力では歩けなかった人が、歩けるようになったそうです。

ただし、遺伝子治療はまだ健康保険が適用になっていないので、自費診療となります。かなり高額なため、現時点では費用の点がネックになるでしょう。今後の進展が待たれるところです。

iPS細胞を用いた再生医療の可能性
——治験の結果がよければ、完治も夢ではない？

ドーパミンを分泌する神経細胞が再生できる？

パーキンソン病の新しい治療法として、期待されているのがｉＰＳ細胞を用いた再生医療です。ノーベル賞をとった京都大学の山中伸弥教授が作成に成功したことで知られるｉＰＳ細胞は、「万能細胞」といわれるように、あらゆる細胞をつくりだすことができます。このｉＰＳ細胞を人体に移植すると、傷んだ細胞を再生できる可能性があります。こうした医療を再生医療といいます。

ｉＰＳ細胞を用いた再生医療は、すでに臨床研究が始まっていて、２０１４年には、目の難病である滲出型加齢黄斑変性の患者さんに、ｉＰＳ細胞の移植が初めて実施されました。そして次なる臨床研究の対象となったのが、パーキンソン病です。

臨床研究を行うのは山中伸弥教授が所長をつとめる京都大学・ｉＰＳ細胞研究所で、早ければ２０１７年から、臨床研究より厳しい安全基準の治験（臨床試験）を開始する予定となっています。

ｉＰＳ細胞の移植によって、ドーパミンを分泌する神経細胞が再生できれば、パーキンソン病の完治も夢ではないかもしれません。ただし再生医療で、どのくらい有効な治療ができるかどうかは未知数です。

また誰でも再生医療を受けられるようになるのは、まだまだ先になります。それも最初のうちは、保険診療と併用する先進医療として行われるので、治療費は相当な高額になるでしょう。

第3章

自分でできる
パーキンソン病の
家庭療法

なぜパーキンソン病は、年をとると発症しやすくなるのか

パーキンソン病は本当に難病なのか

すでに述べたように、パーキンソン病は「難病」といわれている病気です。

これまでも説明しましたが、パーキンソン病は神経伝達物質のドーパミンが減少することによって起こります。ドーパミンは脳の黒質という部分から分泌されますが、黒質の神経細胞が死滅して減ることにより、ドーパミンの分泌も減少すると考えられているのです。黒質の神経細胞が死滅する最大の原因は加齢です。

病気の原因がドーパミンの減少にあるならば、外からドーパミンを補えばいいと、

ドーパミンを補う薬が使われるようになりました。

しかし、薬で症状は改善できても、根本原因である黒質の神経細胞の減少を抑えることはできません。

そのため、時間とともに神経細胞は減り続け、同時に症状も進行してしまいます。

根本的な治療ができないがゆえに、パーキンソン病は「難病である」といわれているのです。

「はじめに」のところで、「近年の高齢化につれて、パーキンソン病の患者さんが増えてきた一因として、加齢による脳の動脈硬化などで血流が悪くなり、脳の神経細胞の働きが衰えることがあるのではないか」と述べました。

なぜ、60歳以上でパーキンソン病を発症する人が多いのでしょうか。

私が考えたのは、自律神経のバランスの乱れによる脳の血流の悪さが原因ではないかということです。

60歳以上になれば誰しも、脳の動脈硬化が多少なりとも始まり、血流が悪くなってきます。脳の血流が悪くなれば、神経細胞に栄養や酸素が十分に行き渡らなくなり、細胞の働きが悪くなります。当然、神経伝達物質の分泌も衰え、細胞そのものも死滅します。

これがパーキンソン病の一因ではないかと思うのです。

血流をよくして、副交感神経を優位にするといい

いったん死んでしまった細胞を生き返らせることはできません。ただし、酸素や栄養不足で働きが悪くなっている状態ならば、血流を促して酸素や栄養素を与えれば、細胞は元気になります。

その結果、パーキンソン病も改善すると考えられます。

脳の動脈硬化を引き起こす一因は、自律神経のバランスの乱れです。2種類ある自

律神経のうち、交感神経が緊張した状態が動脈硬化を招くのです。

交感神経が緊張する最大の原因はストレスです。忙しい生活、悩み事、睡眠不足、体を冷やす生活、薬の飲みすぎなどは、交感神経を緊張させます。また、27ページでも説明しましたが、人間の体は年をとると交感神経が緊張した状態になってしまうのです。これらの要素が重なり合って、パーキンソン病が発症するのではないかというのが私の考えです。そのため、私は治療の基本方針として、

1　血流をよくすること

2　交感神経の緊張をとり、副交感神経を優位にすること

を主眼においています。そうして日常生活のなかで、無理なくできる方法を指導しています。

その方法をこれから述べていきますが、実践している患者さんからは「調子がいい」と評判です。

自宅でできる
パーキンソン病の簡単チェックテスト

パーキンソン病も早期発見&早期ケアが大事

パーキンソン病には、手足がふるえる、筋肉がこわばる、動きがゆっくりになる、体のバランスがとれなくなるという4つの代表的な症状があります。しかし、患者さんが初期に感じるのは、肩や首、腰が痛い、体がだるい、手足が重たい、何となく力が入らない、元気が出ない、あるいは便秘になるなどといった症状で、どれも最初はパーキンソン病が疑われる症状ではありません。

パーキンソン病は時間をかけて、じわじわと進行していきます。患者さん本人が手足のふるえなどパーキンソン病の特徴的な症状を自覚して、「もしかしてパーキンソン病かも……」と思い始めた時点では、すでにかなり病気が進んでいるということもあります。ただ、パーキンソン病は治療を始めるのが遅いからといって、いわゆる「手遅れ」になる病気ではありません。

とはいえ、初期に病気を見つけることができれば、リハビリで十分対応でき、薬を使い始める時期を遅くしたり、使う薬の量を少なくしたりすることができます。そういう意味で、やはり病気の早期発見は大事なことといえます。

「ひざ叩き」と「キラキラ星の動作」でチェック

44ページでも説明しましたが、パーキンソン病の初期症状のひとつが、お茶を飲みながらリモコンのスイッチを押すといった、2つの動作を同時に行うことができなくなるということです。

「もしかして、パーキンソン病では？」という疑いがある場合は、ぜひ、次の動作をしてみてください。

これは自宅でできるパーキンソン病の簡単チェックテストです。

1　椅子に座り、片方の手でひざをトントンと叩く

2　同時にもう片方の手を上げ、手のひらを開いて手首を動かすキラキラ星の動作を行う

たったこれだけの動作です。

どうですか？　この動作ができればだいじょうぶです。もしできなければ、パーキンソン病の可能性が高いといえます。すぐに専門医のところに行くことをおすすめします。

自宅でできるパーキンソン病の簡単チェックテスト

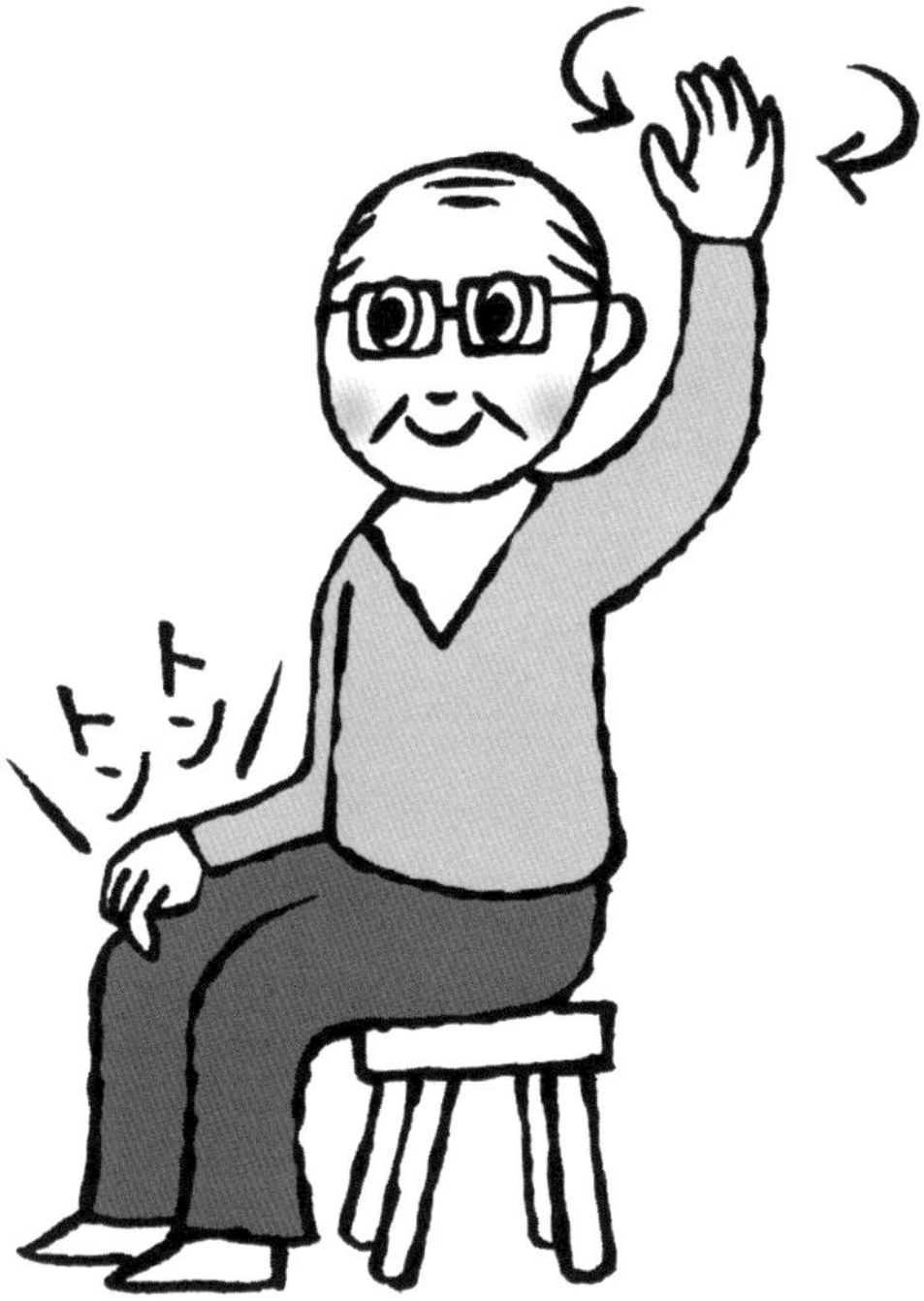

❶ 椅子に座り、片方の手でひざをトントンと叩く

❷ 同時にもう片方の手を上げ、手のひらを開いて手首を動かすキラキラ星の動作を行う

パーキンソン病とリハビリ
――運動能力の維持に必須で、薬の量も減らせる

リハビリで、症状を抑えることができる

抗パーキンソン病薬は効果があるけれども、じょうずに使う必要があり、使いすぎはよくない、というのが私の基本的な考え方です。

たとえばパーキンソン病のせいで転んだり倒れたりする場合は、薬を使って症状を抑えなければ危険です。しかし、初めて受診したときに、いきなり薬をポンと出して、リハビリなどの指導はまったくしない、というような医師はちょっと問題です。

最近は、患者さんがいろいろ予習をしてから、受診されることも多いでしょう。そ

して自分なりに考えて、「先生、薬はできるだけ飲みたくないんですが……」と相談されることもあるでしょう。そういうときに「薬を飲まないなら、病院に来てもしょうがない」というような対応をする医師も残念ながら、まだいます。

Ｌ－ドーパ製剤を長期にわたって使って、ジスキネジアのような副作用が出るようになってしまったら、手術をして薬の量を減らすようにするしか手立てがありません。ですから、Ｌ－ドーパ製剤は「できるだけ遅く使い始める」、そして使う場合は「できるだけ少ない量にする」というのが治療のポイントになるのです。

腹筋をきたえ、固くなった筋肉をほぐす

患者さんが高齢の場合、パーキンソン病の進行は遅く、リハビリが非常に効果を発揮します。安易に薬に頼りすぎると、認知機能の低下を招く心配もあるので、そんなに症状が進んでいなければ、薬に頼る前に、まず、リハビリを試してほしいと思いま

す。

パーキンソン病の4大症状のうちの筋固縮、つまり筋肉が固くなり、こわばるのを防ぐため、できるだけ体を動かして、筋力をつけ、筋肉をほぐすようなリハビリを行うとよいでしょう。

パーキンソン病のリハビリや運動療法は、まだきちんと体系化されていません。しかし、パーキンソン病の患者さんが前かがみの姿勢になることからもわかるように腹筋が弱くなって、背筋が強くなっていることは明らかです。ですから、まず腹筋をきたえて背筋とのバランスをとることが運動療法の基本になります。

全身をバランスよく動かすことも大事です。とくに筋肉が固くなっているところをマッサージしてもらいながら、自分で体を動かすとよいでしょう。抗パーキンソン病薬を使うとふるえや歩行障害などの症状は改善できますが、筋肉の固さやこわばりは残ってしまいます。筋肉のこわばりはマッサージでほぐすとだいぶ楽になります。

ラジオ体操のような、ゆっくりと全身をほぐす運動を行うのも、おすすめです。
また、日常生活でできるだけ体を動かすように意識することも大事です。パーキンソン病になると動きが不自由になるので、どうしても活動量が減ります。すると筋肉が衰えてしまうので、ますます動けなくなり、最悪の場合、寝たきりになってしまうこともあります。発症前に何かスポーツをしていたのであれば、それをできるだけ続けてください。

リハビリはその患者さんの症状や環境に合わせたメニューで行うと、効果がありま す。運動メニューについては、病院などで相談をして患者さんに合ったものを作成・指導してもらい、毎日少しずつでもよいので体を動かしましょう。外出しなくても、家のなかでその場足踏みを行うだけでも効果があります。

パーキンソン病におすすめの簡単体操

パーキンソン病は、初期であるほどリハビリが効果を発揮します。ここでは簡単な体操をいくつか紹介します。椅子に座ったり、寝たままの状態でできる体操もたくさんあります。ただし、体操は体にとって無理のない範囲で行い、転倒に気をつけましょう。体操の最後に、鼻から息を吸って口から吐く深呼吸を10回ほど行うといいでしょう。

1 指の動きをなめらかにする運動

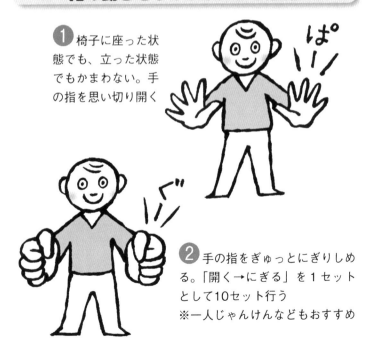

①椅子に座った状態でも、立った状態でもかまわない。手の指を思い切り開く

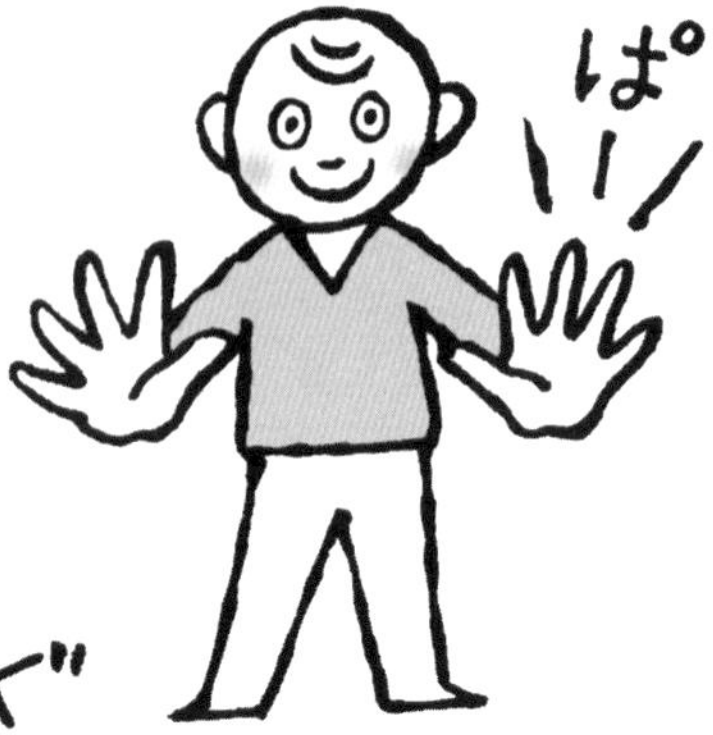

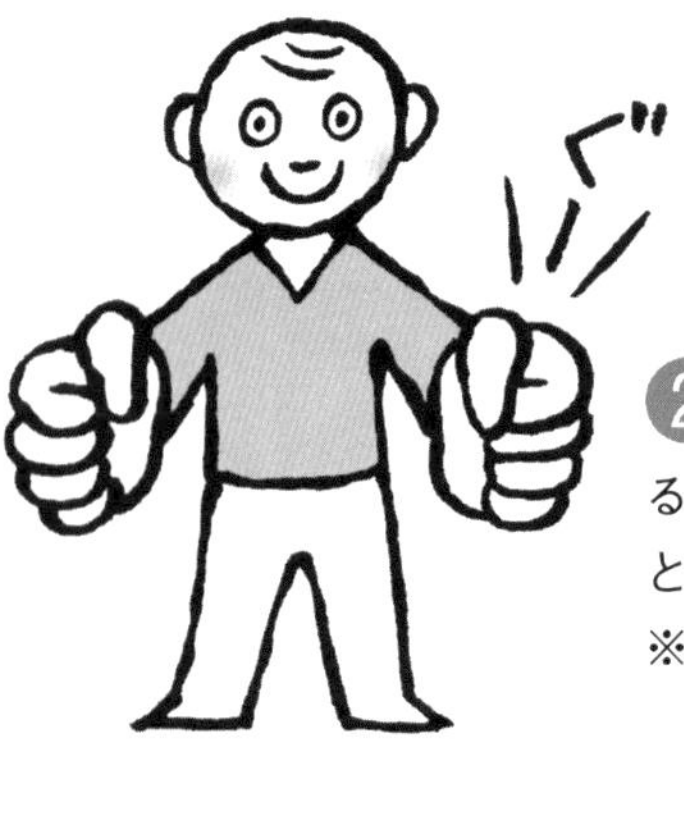

②手の指をぎゅっとにぎりしめる。「開く→にぎる」を１セットとして10セット行う
※一人じゃんけんなどもおすすめ

2 姿勢を安定させる運動

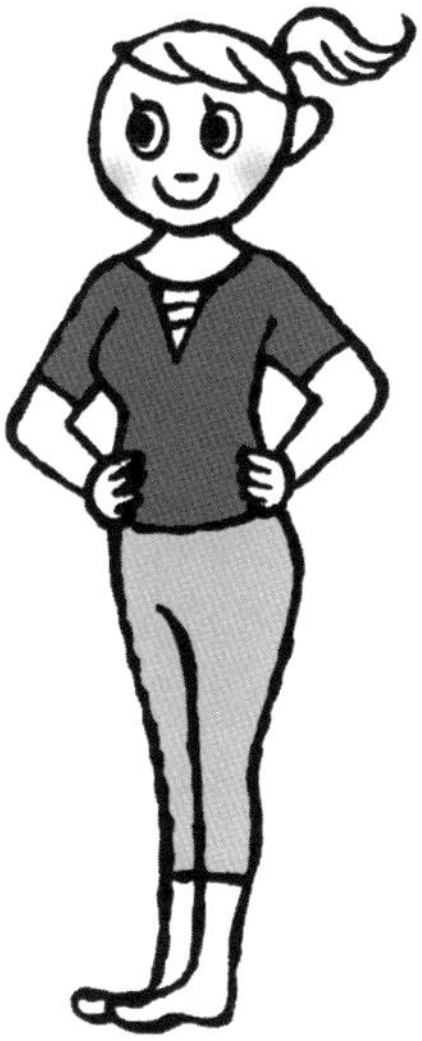

1 両足を揃えて立ち、背筋を伸ばし、おなかを引き締める。手は腰に当てる

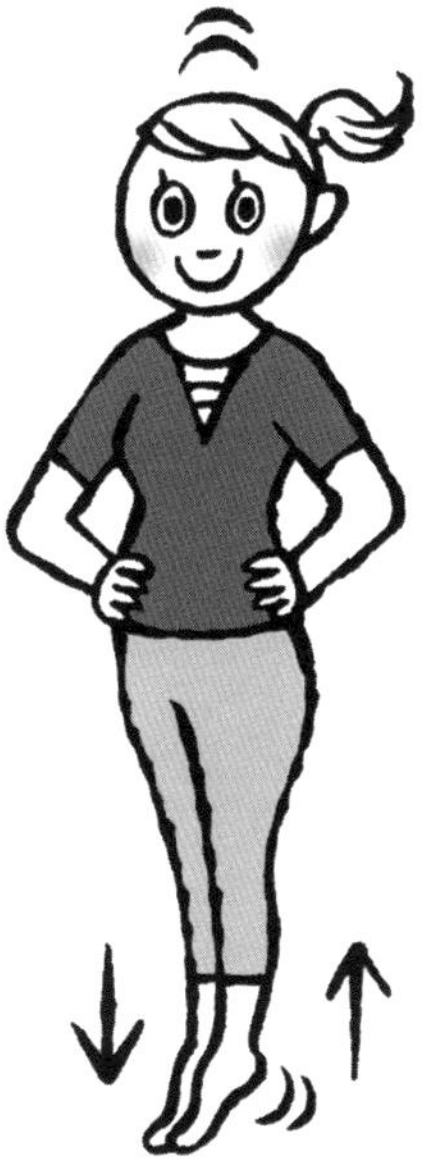

2 ①の状態でかかとを上げ、下げる。「上げる→下げる」を1セットとして5セット行う

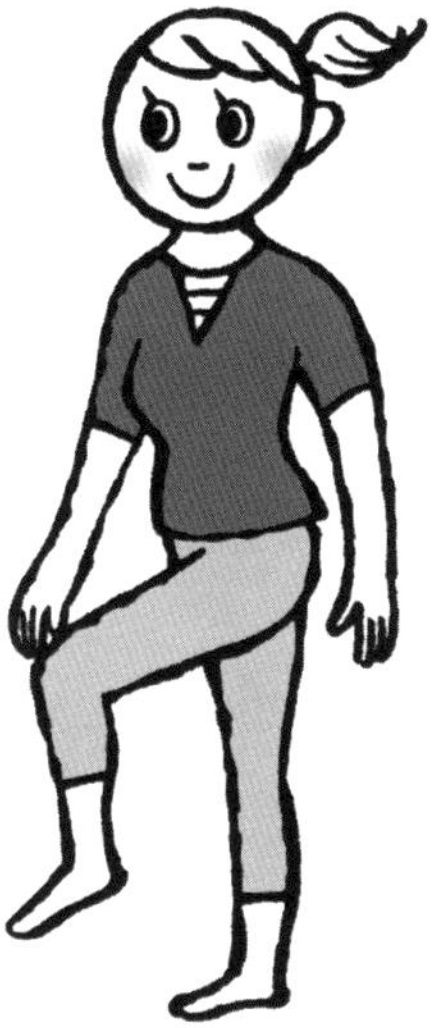

3 右足から足踏みを行う。左右合わせて20回行う。※椅子に座った状態で行ってもいい

3 背筋を伸ばす運動

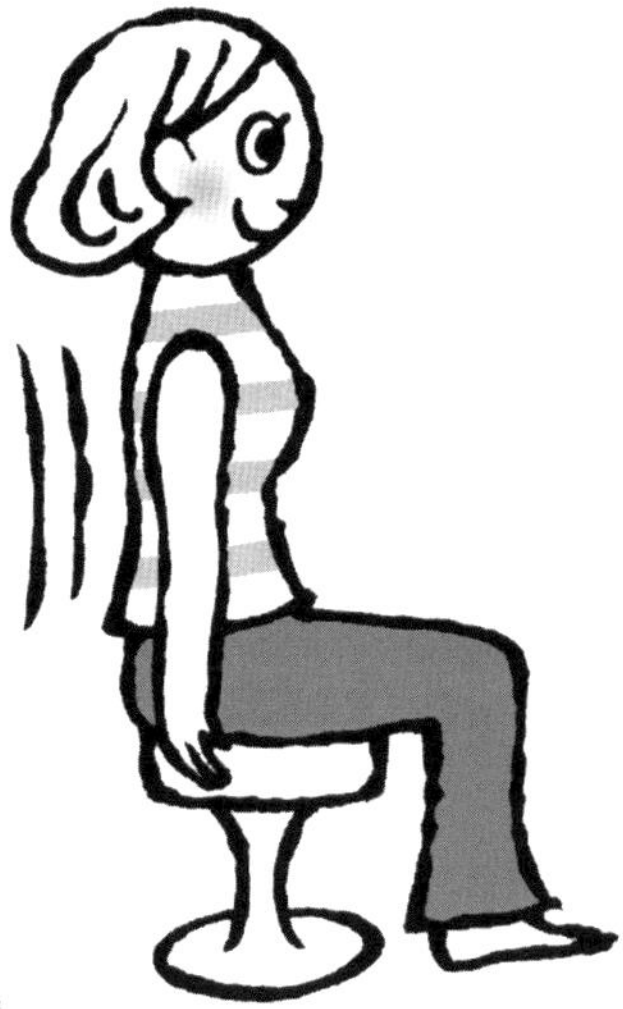

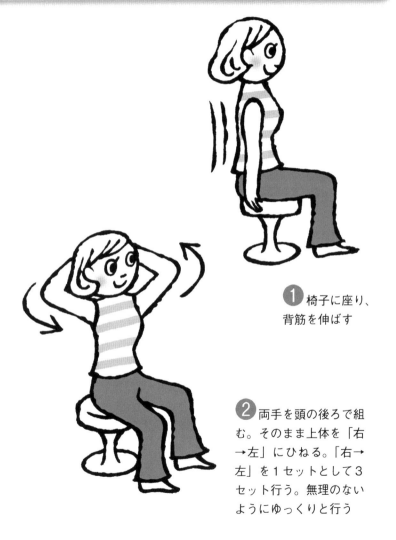

❶椅子に座り、
背筋を伸ばす

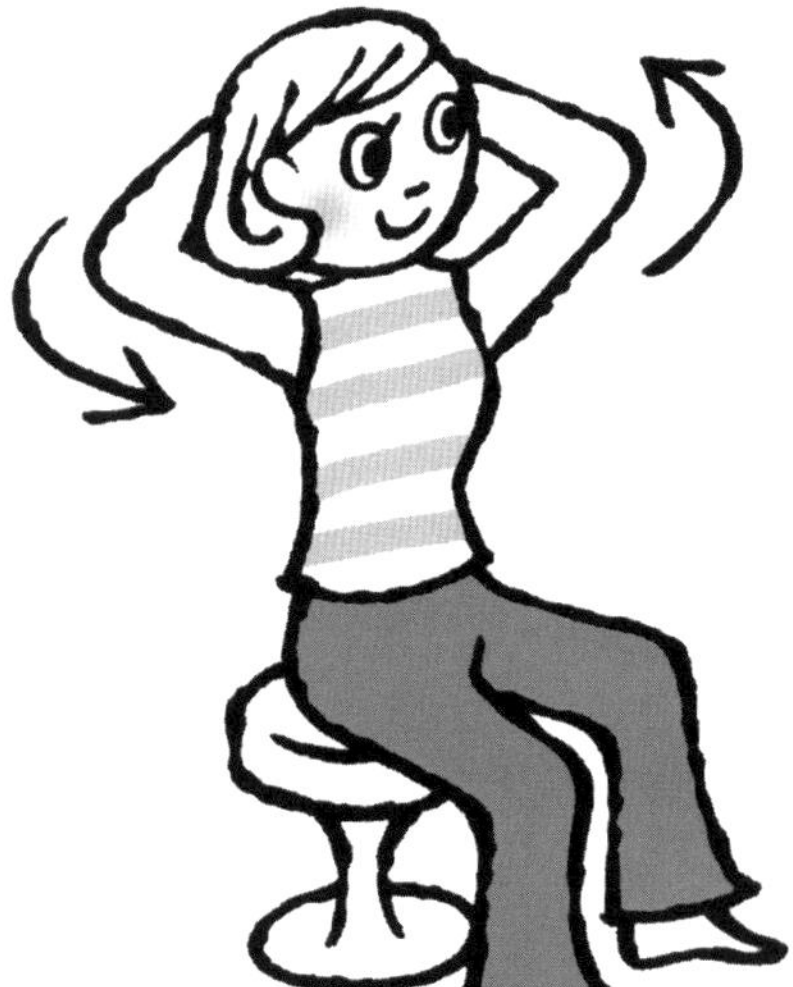

❷両手を頭の後ろで組む。そのまま上体を「右→左」にひねる。「右→左」を１セットとして３セット行う。無理のないようにゆっくりと行う

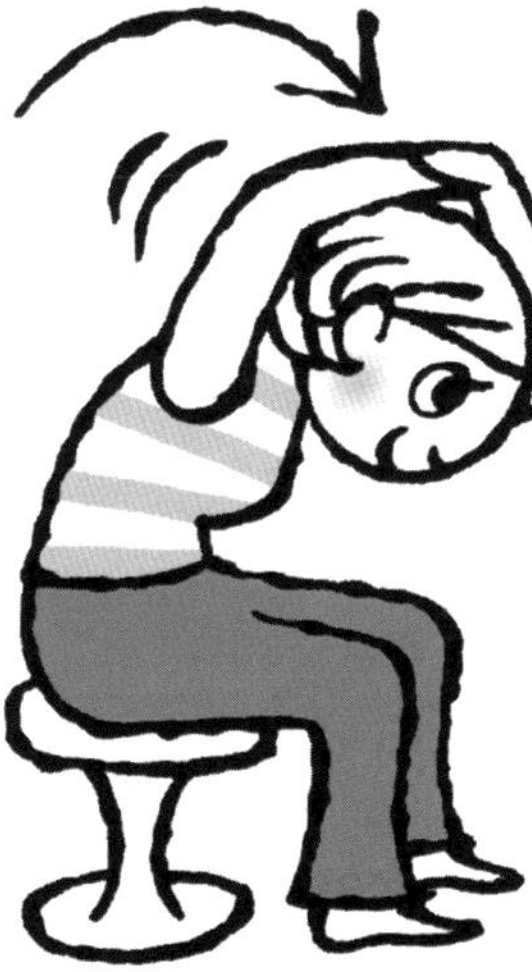

③次に上体をゆっくりと前に倒し、元に戻す。「倒す→戻す」を１セットとして３セット行う

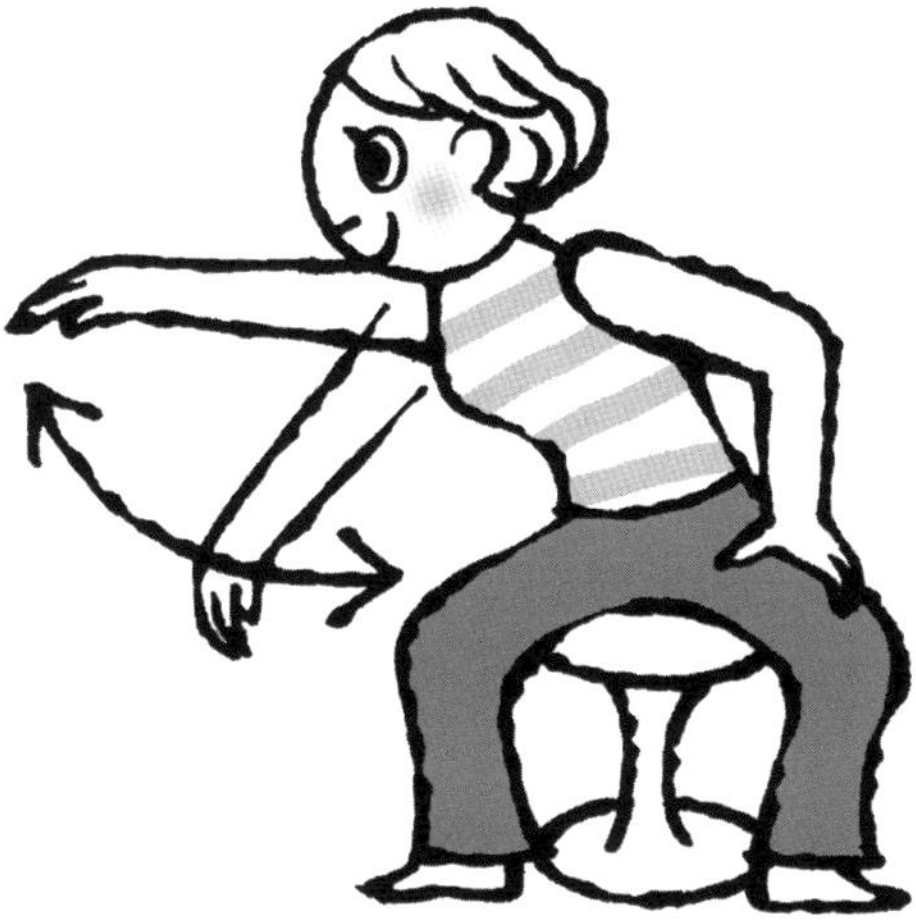

④次に右手を前に伸ばして、テーブルを拭くような感じで、できるだけ左右に動かす。「右→左」を１セットとして３セット行う。左手も同様に

4　腹筋をきたえる運動

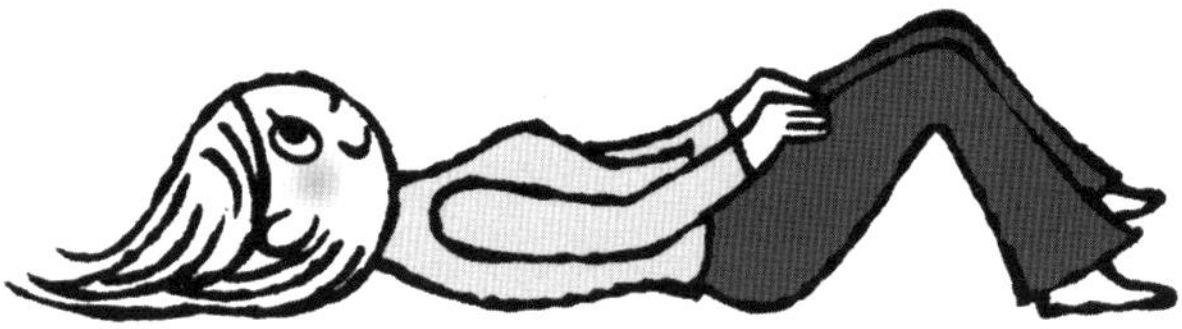

① 寝た状態でひざを立てる。手は太ももの上に置く

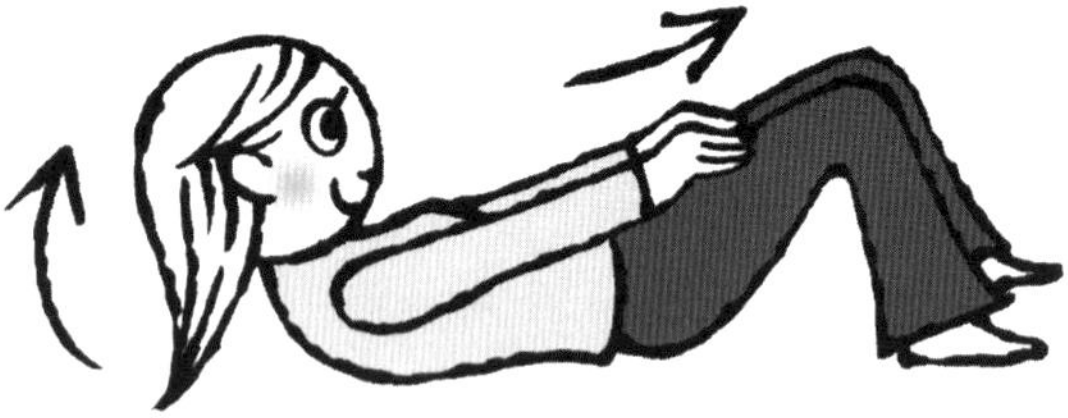

② おへそをのぞくようなつもりで上体を起こす。このとき、両手はひざにすべらせる

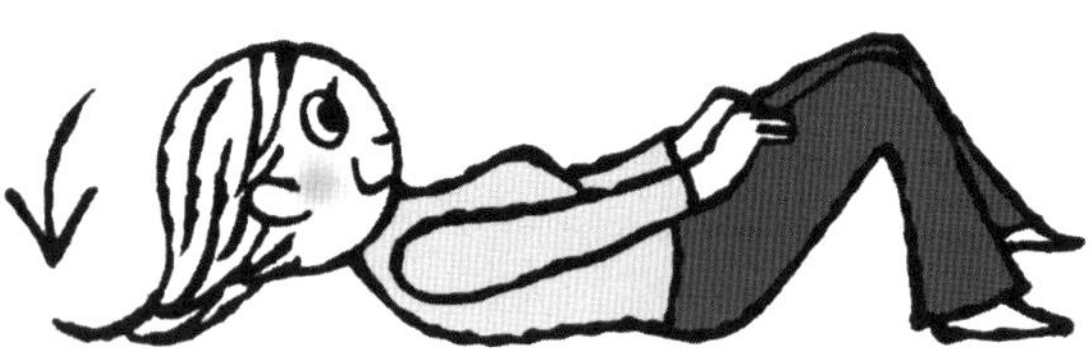

③ ゆっくりと上体を床につける。首に負担がかからないように、背中がついてから、頭を戻す。ここまでを１セットとして、３セット行う

5　お尻の筋肉をきたえる運動

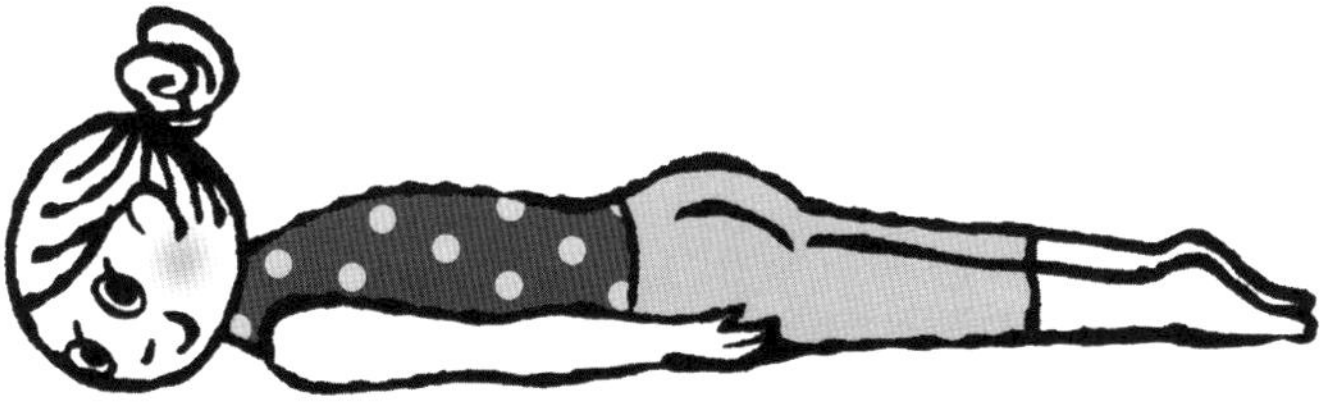

①うつぶせの状態で寝る

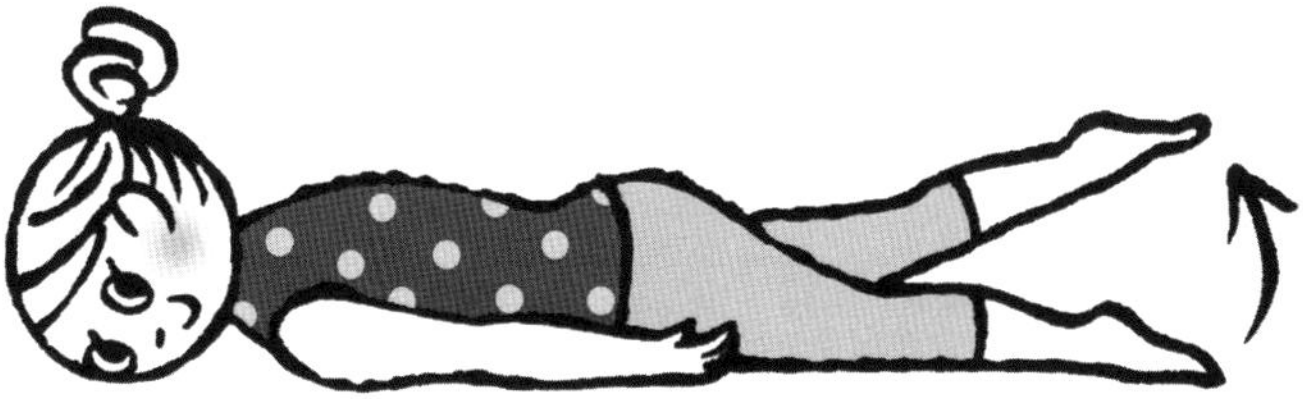

②右足をゆっくりと上げる。ひざを曲げずに、足全体を持ち上げるつもりで。５秒たったら下げる。左足も同様に行う。「右足→左足」を１セットとして、３セット行う

6 腰のストレッチ運動

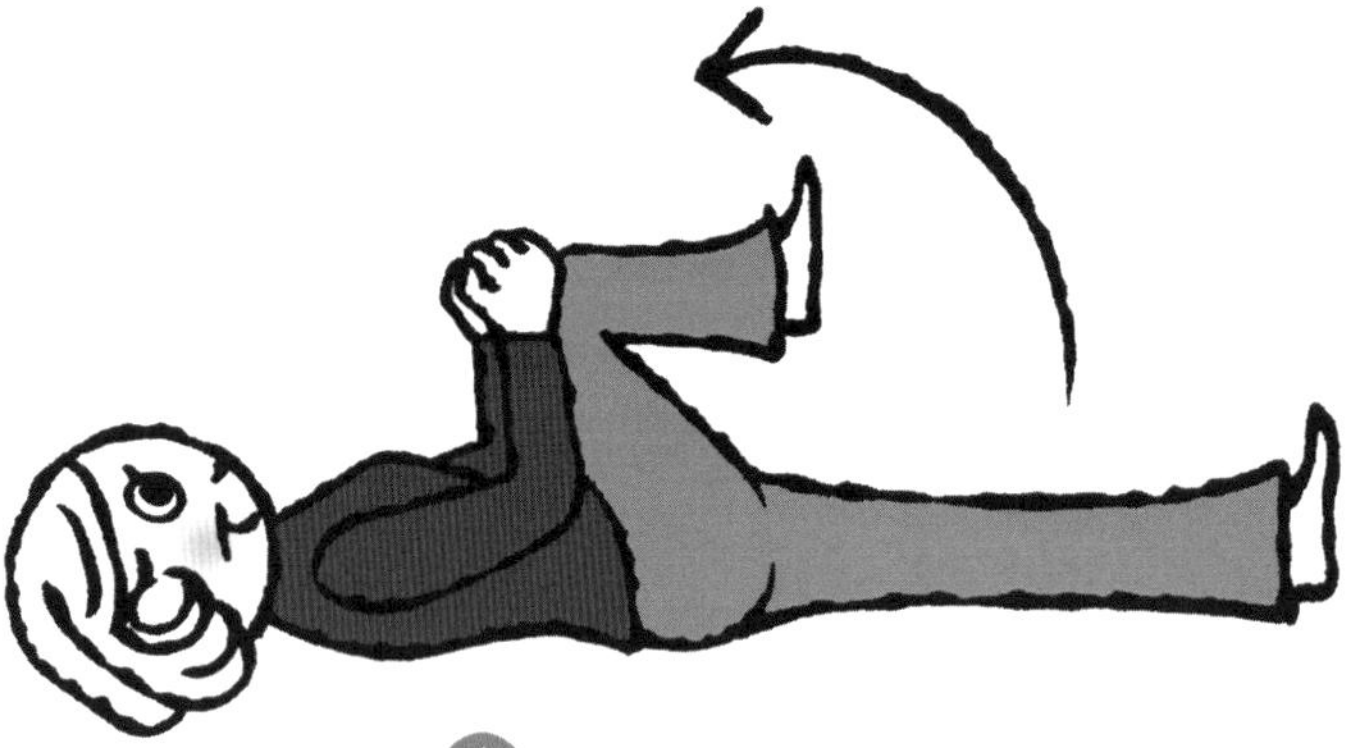

❶あおむけに寝て、右ひざを両手で抱える

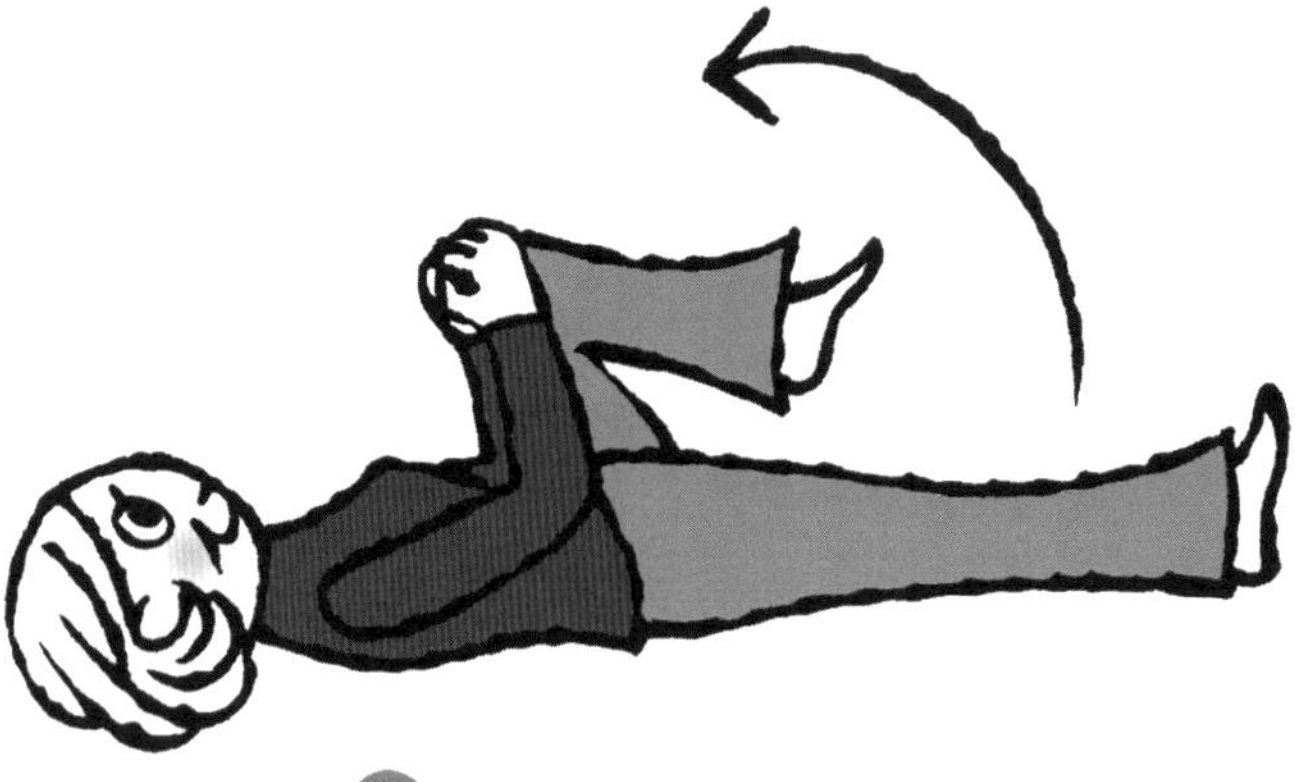

❷ゆっくりとひざを体に引きつける。５秒たったら、ゆっくり戻す。左足も同様に行う。「右足→左足」を１セットとして３セット行う

7 ひざの動きをなめらかにする運動

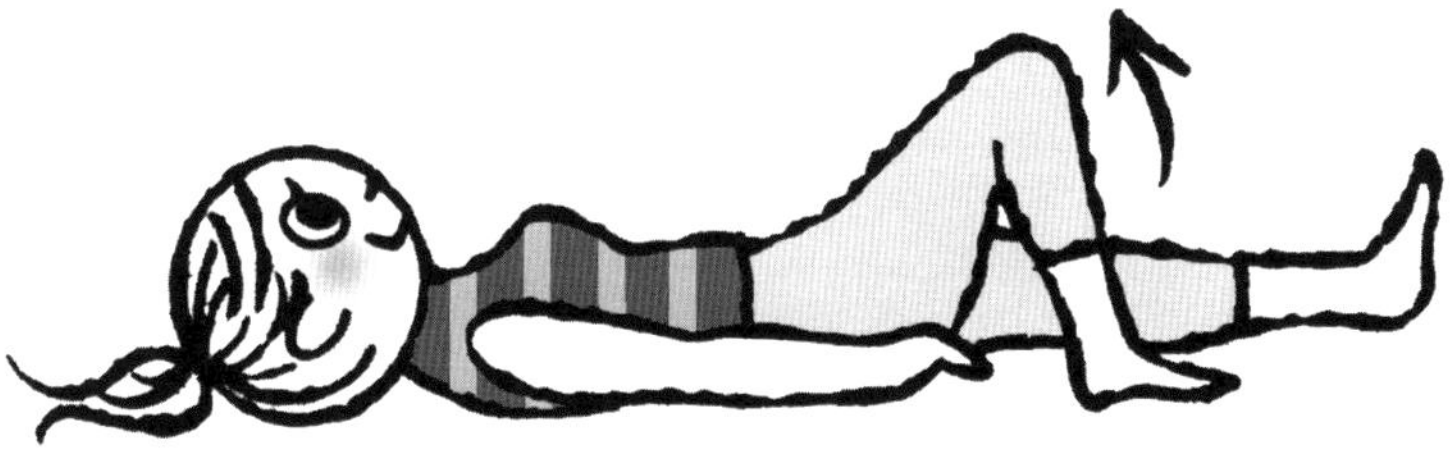

❶ あおむけの状態で寝て、
右ひざを立てる

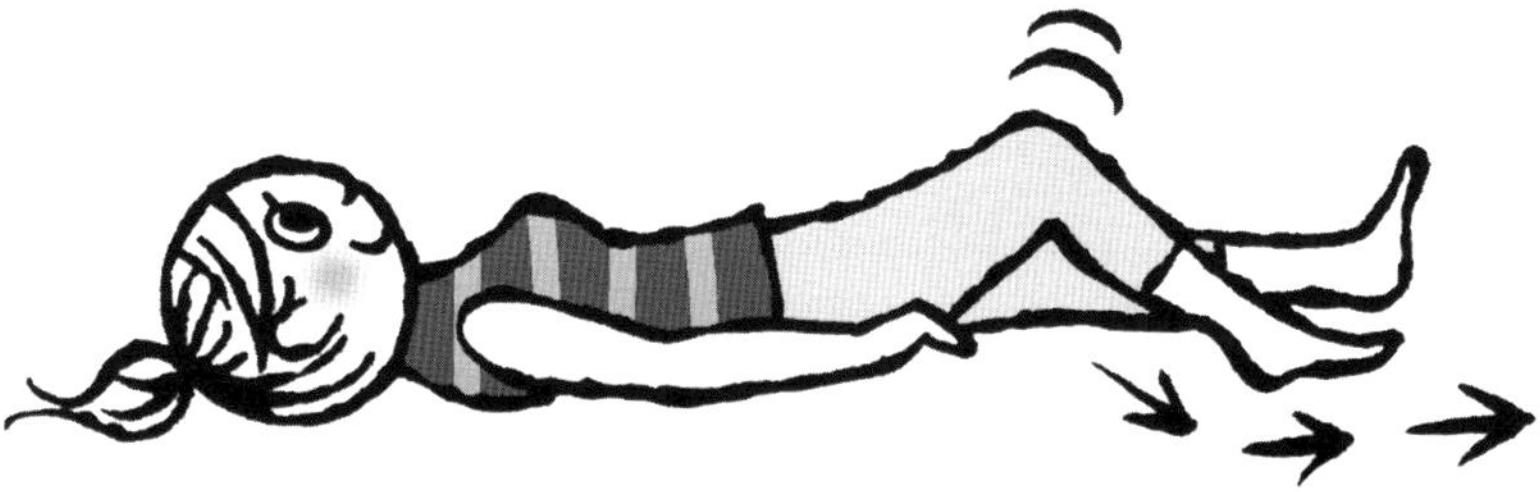

❷ 足の裏をゆっくりとすべらせ、
足を伸ばす。右足を3回やったら、
左足も同様に行う。ここまでを1
セットとして、3セット行う

8 楽に起き上がる運動

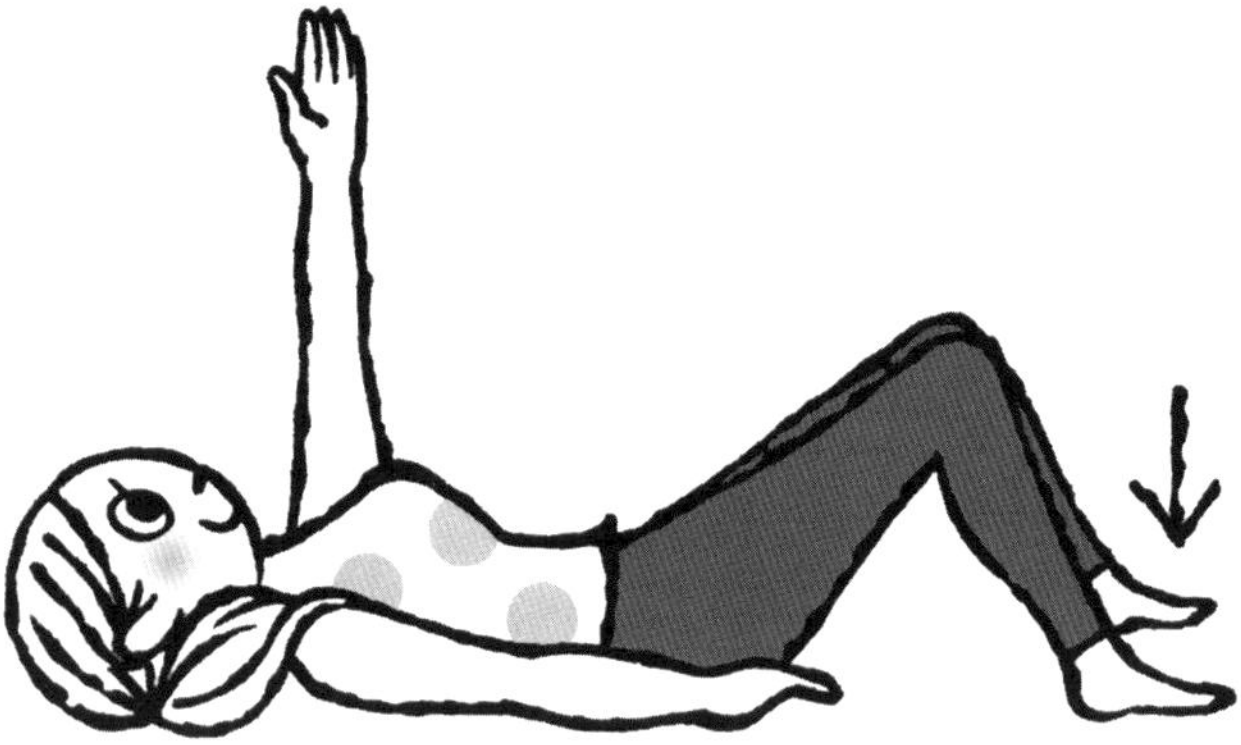

❶あおむけに寝て、両ひざを立てる。
左足で床を押し、左手を上に上げる。

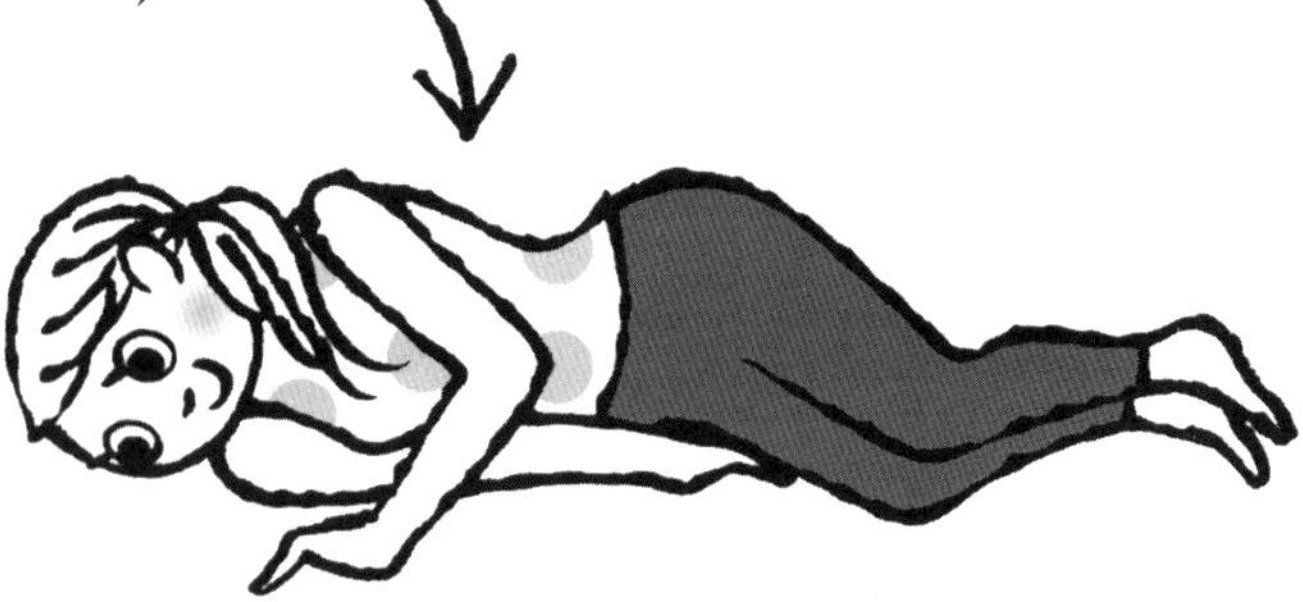

❷右に転がり、左手を床につける

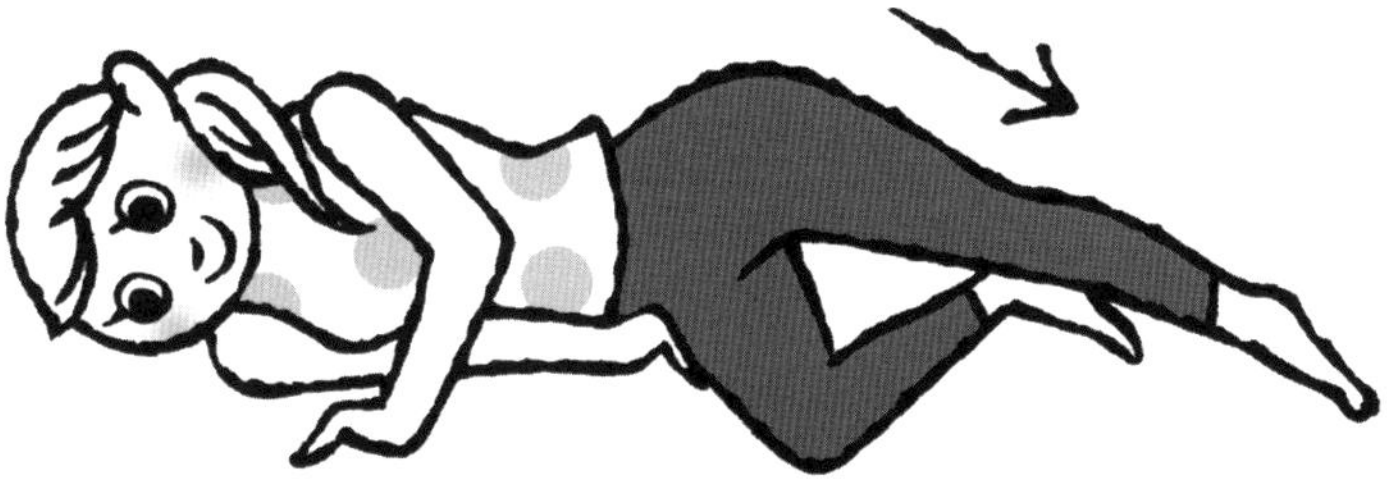

❸左のひざを伸ばす

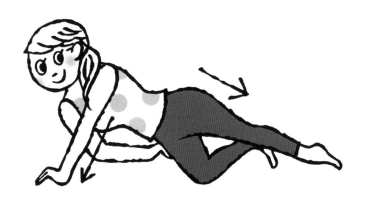

❹手で床を押して、上体を起こす。この動きだと余分な力を使わず、楽に起き上がることができる。反対側も同様に行う。ここまでを１セットとして、３セット行う

音楽を聞きながらリハビリを行おう

音楽を聞くと、体が誤解して、足が動く

122ページで、「三叉神経を刺激すると、体が勘違いして一時的にドーパミンが増えて、体が動く」と述べましたが、音楽を聞くことも同じような誤解を体にさせることができます。パーキンソン病でまったく足が前に出ない「すくみ足」の患者さんに、音楽を聞かせると、足が出るのです。

これは耳から入った音楽という刺激が、大脳を通らず、直接中脳に行くため、体が勘違いしてドーパミンが増えるので、足を動かすことができるのです。ですからパーキンソン病のリハビリのひとつに、「歩けない人は、音楽に合わせて歩きましょう」

という指導があるのです。リハビリに使うのなら、軽快なマーチのような曲がいいでしょう。

パーキンソン病の患者さんはきまじめな人が多いので、つい治療に集中しすぎてしまう傾向があります。好きな音楽を聞くことは、気持ちをゆったりとリラックスさせるというメリットもあります。

自分に自信を持たせる精神的なリハビリも大事

リハビリというと、体のことばかり考えてしまいますが、パーキンソン病の場合、精神的なリハビリも大事です。パーキンソン病の症状のひとつに、うつ症状がありますが、薬などで症状を改善しようと思っても、精神的なストレスがあると、なかなか効果が出にくいのです。

患者さんに不安感、失望感など、うつ症状が出てきたら、まず周囲の人がきちんと話を聞いてあげるなどして、本人に自信を持たせてあげることがたいせつです。うつ症状が出る原因を、ほかのことのせいにするのもよいでしょう。

たとえば私は、その患者さんが常用している胃腸薬などがあれば、「ああ、気分が沈むのはその薬のせいかもしれませんね。ちょっとその薬をやめてみましょう」とアドバイスするのです。

実際、胃腸薬の飲みすぎがパーキンソン病発症の原因のひとつになることもあるのですが、ほとんどの場合、その薬をやめたからうつ症状がなくなったり、その他の症状が突然よくなったりすることはまずありません。

でも「自分の気持ちが弱いから、うつ症状が出るのだ」と思っている患者さんに「それはあなたのせいではなくて、胃腸薬のせいなんです」と責任転嫁をしてあげるだけで、患者さんの気持ちがだいぶ楽になるのです。

もちろん薬のせいばかりにするのもよくないので、仕事のせいにしたり、環境のせいにしたりして、とにかく患者さんに「悪いのは自分ではない」と少しでも自信を持ってもらうようにするとよいでしょう。

精神的に落ち込むとそれがストレスとなって交感神経が緊張してしまい、病気がよけいに悪くなってしまうという面もあります。

自分に自信が持てれば、治療にも前向きに取り組むようになり、趣味や外出なども積極的に楽しむようになるでしょう。

好きなこと、趣味があればやめずに続ける

できないと思い込まず、趣味などを楽しもう

パーキンソン病は患者さんの命をおびやかす病気ではありませんから、病気とじょうずにつきあい、病気をコントロールしながら生活していくことが、治療の目的になります。

パーキンソン病になると動作が自由にならないので、何をするのもおっくうに感じたり、イライラしたり、気持ちがしずんだりすることも多いでしょう。

しかし、パーキンソン病に限らず、病気の症状がよくなるかどうかは、患者さん自身の心の状態も大きく影響します。つらいと感じることや、不自由なことがあっても、

できるだけ前向きに、楽しみながら毎日を過ごしてほしいと思います。

たとえば趣味や好きなことがあれば、どうぞ続けてください。

私のクリニックの患者さんで、趣味でずっと編み物をしていた女性がいました。そのかたは、「パーキンソン病になって、手がふるえるから、もう大好きな編み物もできない」と悲観していました。私は「そんなことありませんよ。きっとできますから、あきらめないでやってみてください」と言いました。後日、その女性から「ちゃんとできました！」と報告がありました。

また、こんな例もあります。あるとき、男性の患者さんが相談にこられました。その人は写真を撮るのが趣味だったのですが、「手がふるえるので、写真はもう無理ではないか」と私に聞いたのです。私は彼に「どんどん写真を撮るように」とすすめました。

最初、私の言葉に半信半疑の様子でしたが、患者さんは写真を撮り続けました。すると、ある日、楽しそうな声で報告がありました。

「先生の言われるとおり、カメラを続けたのですが、不思議なことにシャッターを押すときだけは手がふるえないんですよ！」と。

シャッターを押すときになると「手がピタッと止まるんですよ」とたいへんうれしそうな様子でした。

好きなこと、楽しいことをすると、ドーパミンが増える

これは不思議なことでも何でもありません。人間は、趣味や好きなことをしているときこそ、脳内でドーパミンが出るからです。「手がふるえて危ないから」という理由で好きなことをやめるほうがよほどいけないのです。

パーキンソン病の患者さんの家族は「ケガをするといけないから」「手がふるえて危ないから」などと心配して、患者さんの行動を制限しがちです。でも、患者さん本

人がやりたいと思うことは何でもさせてあげましょう。興味があること、楽しいこと、自分の好きなことをするときこそ、脳内のドーパミンが増えるのですから。

パーキンソン病の患者さんには音楽や絵画がよいといわれています。美術館に行って、よい絵を見て興味を持って、「今度は自分でも絵を描いてみよう」というふうになったりするとよいと思います。

新しいことにチャレンジするのもいい

患者さんを外に連れ出して、新しいことに興味を持たせよう

「趣味や好きなことをするとドーパミンが分泌する」と前項で説明しました。好きなことをするのはもちろんいいのですが、できることなら、新しいことにもチャレンジしてほしいと思います。

同じことをずっと続けていると、ドーパミンは分泌されにくくなります。家族は、患者さんの行動を制限せず、興味のある新しいことにどんどんチャレンジさせたり、どんどん外に連れ出したりしてください。

多くの人は、家族がパーキンソン病になって体の動きが鈍ると、「ケガをしないよ

うに外出を控えさせないと」と思うようです。

でも、そうではありません。どんどん誘って外出してください。患者さんは体のバランスがとれず、転倒しやすくなっているので、杖をついたり、付き添いの人が注意深くみてあげることは必要です。その点さえ注意すれば、外出や旅行は一向にかまいません。むしろ、日常生活のなかで動くことがリハビリにもなるのです。

外に出れば、きれいな花やきれいな風景を見る機会もあるでしょう。きれいな花を見れば、誰しも心が弾みます。そんなとき、家族は「きれいな花ね。絵を描いてみる？」「一句ひねってみる？」などといって物事に興味を持たせることが大事なのです。

先のことを楽しみにさせることもおすすめです。パンフレットなどを見せて、「今度、この温泉に行こう」などと計画を立てることもいいでしょう。わくわくしたり、楽しむ気持ちはドーパミンの分泌を促します。

俳句でも短歌でも書道でも、何でもかまいません。興味があるのなら、新しいことにどんどんチャレンジしてください。「病気だから無理」という気持ちが一番いけないのです。

家族や身内がパーキンソン病だと診断されると、どう接したらいいのか戸惑う人も多いことでしょう。実際、私にそのような相談をされるご家族も多くおられます。答えは拍子抜けするほど、簡単です。「普通に接すること」が一番いいのです。

仕事も続けられるなら、続けてOK

パーキンソン病はほかの難病のように、安静が必要な病気ではありませんから、必ずしも仕事を休んだり、辞めたりする必要はありません。仕事の内容、症状の程度、患者さんの気持ち次第で、続けられそうであれば続けてかまいません。

初期で、症状が手のふるえ程度であれば、気にしないことが一番。たとえば茶碗や箸を持つ手がふるえるのであれば、鉄製などの少し重いタイプのものにかえるとふるえが出なくなります。

患者さんも「パーキンソン病で手がふるえて、お茶碗もじょうずに持てない」と思うのではなく、「パーキンソン病だって、だいじょうぶ！」と、病気であることを悩まない、気にしすぎないようにしましょう。

患者さんの家族も、「手がふるえる程度なら、気にしなくてもだいじょうぶよ」と言うなど、気を楽にさせるような言葉をかけてあげてほしいと思います。

食事療法のおすすめは、魚や野菜中心の和食と緑茶

昔ながらの和食がおすすめ

パーキンソン病にいい食事とはどんな食事でしょうか。

残念ながら、何かひとつのもので「ドーパミンの分泌量を増やせる」といったデータが出ている食品は、まだありません。ただ一般的には、昔ながらの、魚や野菜を中心とした和食がいいといえると思います。

「以前の日本には、パーキンソン病の症状はほとんどなかった。肉を食べる欧米の食生活を真似するようになって患者が増加した」という説を唱えている研究者もいるく

らいです。

単にそれだけの理由ではないでしょうが、魚や野菜を中心とした和食には、さまざまな病気を防ぐ力があるように思います。

魚や野菜を中心とした和食には、脳内のドーパミンを直接的に増やす力はありません。しかし、魚の油に含まれるEPAやDHAは血液をサラサラにして、血行をよくする力があります。近年、脳の動脈硬化が遠因のパーキンソン病が増えていることを考えれば、魚は積極的にとりたい食品の1つといえます。

また、日本の伝統的な食品で注目したいのが、緑茶です。

私が緑茶に注目したのは、「川芎茶調散《せんきゅうちゃちょうさん》」という漢方薬のデータがきっかけでした。

川芎茶調散はかぜや頭痛などに効く漢方薬ですが、「茶」という文字が示すとおり、緑茶の茶葉が生薬として配合されています。

この川芎茶調散を飲むと、血液中のドーパミンの量が増加することがわかったのです。

ただ、難点は、脳には「血液脳関門」の存在があることです。脳関門は、いわば関所のような役割をしており、特定の物質しか通さないようになっています。

血液中にどんなにドーパミンが増えても、脳関門があるため、残念ながらドーパミンがすべて脳に到達するわけではないのです。

緑茶やレモン水を飲むといい

そこで役立つのが茶葉です。茶葉には血液中のドーパミンを脳関門に通して脳内に到達させる働きがあることが研究でわかっています。ドーパミンを補う薬を飲んでいる人なら、ドーパミンを脳までしっかり届ける働きが期待できるというわけです。

茶葉のどの成分が脳関門を通す働きをするのか、はっきりわかっていませんが、おそらくビタミンCやフラボノイドなどの成分が複合的に作用しているのではないかと思います。

最近はいろいろなお茶がありますが、パーキンソン病の人は、緑茶を飲むことがおすすめです。

また、ビタミンCやフラボノイドなどが多いという理由から、レモン水などもおすすめです。コップ1杯の水にレモン半個ないし1個分の果汁を入れるだけ。習慣として、1日1杯飲んでみてはいかがでしょうか。

手足のふるえを悪化させる便秘を防ぐ

年配の患者さんには、水を多く飲むよりアロエがおすすめ

パーキンソン病の人が気をつけたいのが、便秘にならないようにすることです。パーキンソン病の原因が交感神経の過緊張にあることは前述しましたが、交感神経が緊張して副交感神経の働きが弱くなると臓器や器官の排泄能力が衰え、尿や便が出にくくなってしまうのです。

もともと、そのような体の状態こそがパーキンソン病を引き起こしたともいえますが、困ったことに便秘になると、手足のふるえがさらに強くなるという悪循環に陥ってしまうのです。そのため、便秘をしないようにすることが重要となります。

「パーキンソン病の人は便秘を防ぐため、1日2ℓの水を飲むように」という先生もおられます。

確かに水を飲むことは便秘を防ぐために役立ちます。しかし、高齢者で心不全がある人だと、あまり大量の水を飲むことは心臓の負担となるのですすめられません。

水を飲むよりも、私がすすめている方法があります。それが、アロエをとることです。

水洗いしたアロエのトゲをとり、皮つきのまま3㎝程度の長さのものをすりおろします。これを1日1回とります。

アロエには主にキダチアロエとアロエベラの2種類がありますが、皮に苦味が少ないのはアロエベラのほうです。

皮つきのままがいいですが、苦味がいやな人は、皮をむいてゼリー状の部分のみを食べてもいいでしょう。

このアロエのすりおろしは、便秘に効くと、患者さんにとても好評です。

現時点ではっきりしたデータはないのですが、アロエに含まれるフラボノイドには高い抗酸化作用があるため、おそらくパーキンソン病そのものにも何らかのいい効果をもたらしているのではないでしょうか。

また、アロエの苦味は、副交感神経を高める効果があるので、その点からもパーキンソン病の治療に役立つといえるでしょう。

アロエは、園芸店で鉢植えを購入することもできますし、栽培も簡単です。

また、アロエを利用したお茶や粉末などのサプリメント、アロエ入りのヨーグルトなども市販されています。アロエを育てるのが面倒な人は、そのようなものを利用するのもいい方法です。ぜひ、アロエを便秘対策に役立ててください。

キノコ類や海藻類も便秘防止によい

食物繊維の多いキノコ類や海藻類は便秘を防ぐために役立ちます。腸の蠕動運動を促して副交感神経を高める働きもあり、パーキンソン病の人にはいいことづくめなのです。

気をつけたいのは、パーキンソン病が進行すると、食べ物や飲み物がうまく飲み込めなくなったり、誤嚥によって肺炎を発症する心配があることです。うまく飲み込めないような場合は食べ物を細かく刻む、とろみをつけるなど、調理の工夫をするとよいでしょう。

朝の「顔もみ」と夜の「爪もみ」でドーパミンを増やす

ドーパミンを放出する顔もみ

パーキンソン病は、脳内の神経伝達物質であるドーパミンが減少することで起こります。そのため、薬物療法ではドーパミンを補う考え方のものが主流となっていますが、私がすすめているのは、薬を飲まずにドーパミンを出す方法の、顔もみです。

やり方は簡単で、顔の次の場所を刺激するだけです。

1　眉頭

2　目頭から指の幅2本分下がったところ

3　口角から指の幅1本分下がったところ

親指の先を差し込むような感じで刺激してみてください（176〜177ページ参照）。「あ、痛い！」と感じることでしょう。実は、この痛みを感じるくらいの刺激がいいのです。顔のこの場所には、脳神経の中の最も大きな神経である三叉神経の第1枝、第2枝、第3枝が通っています。

三叉神経は1本にまとまって、脳の中枢につながっています。「あ、痛い！」と感じる程度の刺激を三叉神経に与えると、脳の中枢の経絡（エネルギーの通り道）を通り、黒質－線条体のグループに届きます。すると、このグループは自分たちが刺激されたものと勘違いをして、ドーパミンを放出するのです。

同じ理由で、頭のてっぺん近くを指で押す、頭もみもおすすめです。時間があれば、これも加えてください（やり方は178〜179ページ参照）。

ところで、「ただでさえ、パーキンソン病の人はドーパミンが少なくなっているのに、ドーパミンを放出するばかりでは枯渇してしまうのではないか？」と思う人もいるでしょう。

そのとおりです。三叉神経を刺激して、ドーパミンを放出するばかりではいけません。ドーパミンを増やす必要があるのです。

ドーパミンを増やす爪もみ

交感神経の過緊張がパーキンソン病の原因になることは前述しました。いいかえれば、副交感神経を刺激して優位にすることが、ドーパミンを増やし、パーキンソン病を軽くするために必要なことなのです。

そこで役立つのが、手の爪もみです（180〜181ページ）。

爪もみとは、手の爪の生え際の両方の角を指でもむ療法。手の指先には神経が密集しており、ここを刺激すると副交感神経が優位になるのです。

刺激は、ソフトでかまいません。反対側の指ではさむようにして刺激しましょう。親指から小指まで順に、両手の爪を行います。回数は1回でかまいません。時間に余裕があれば足の爪もみも行うといいでしょう。

爪もみと顔もみはどちらかひとつではなく、両方をあわせて行うことが大事です。行う時間ですが、副交感神経は夜に働く神経なので、爪もみは夜寝る前に行いましょう。

そして、朝起きて顔を洗ったあとに、顔もみを行いましょう。1日の始まりにドーパミンを放出すれば、1日が快適に過ごせるはずです。

朝に行うといい **顔もみ**

刺激するのは顔のココ

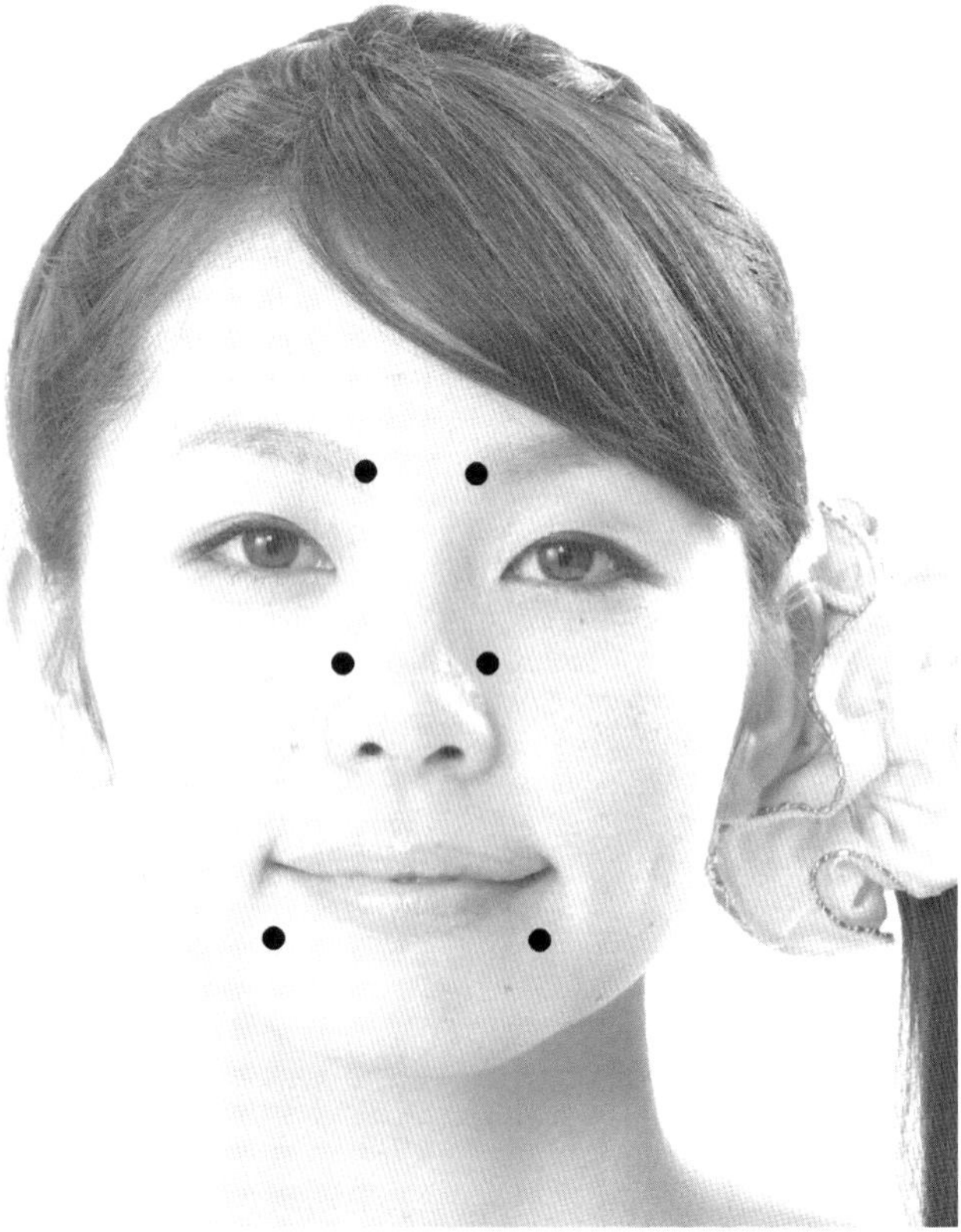

①眉頭、②目頭から指の幅2本分下がったところ、③口角から指の幅1本分下がったところ。厳密にその場所でなくても、付近でかまわない

親指の先で刺激する

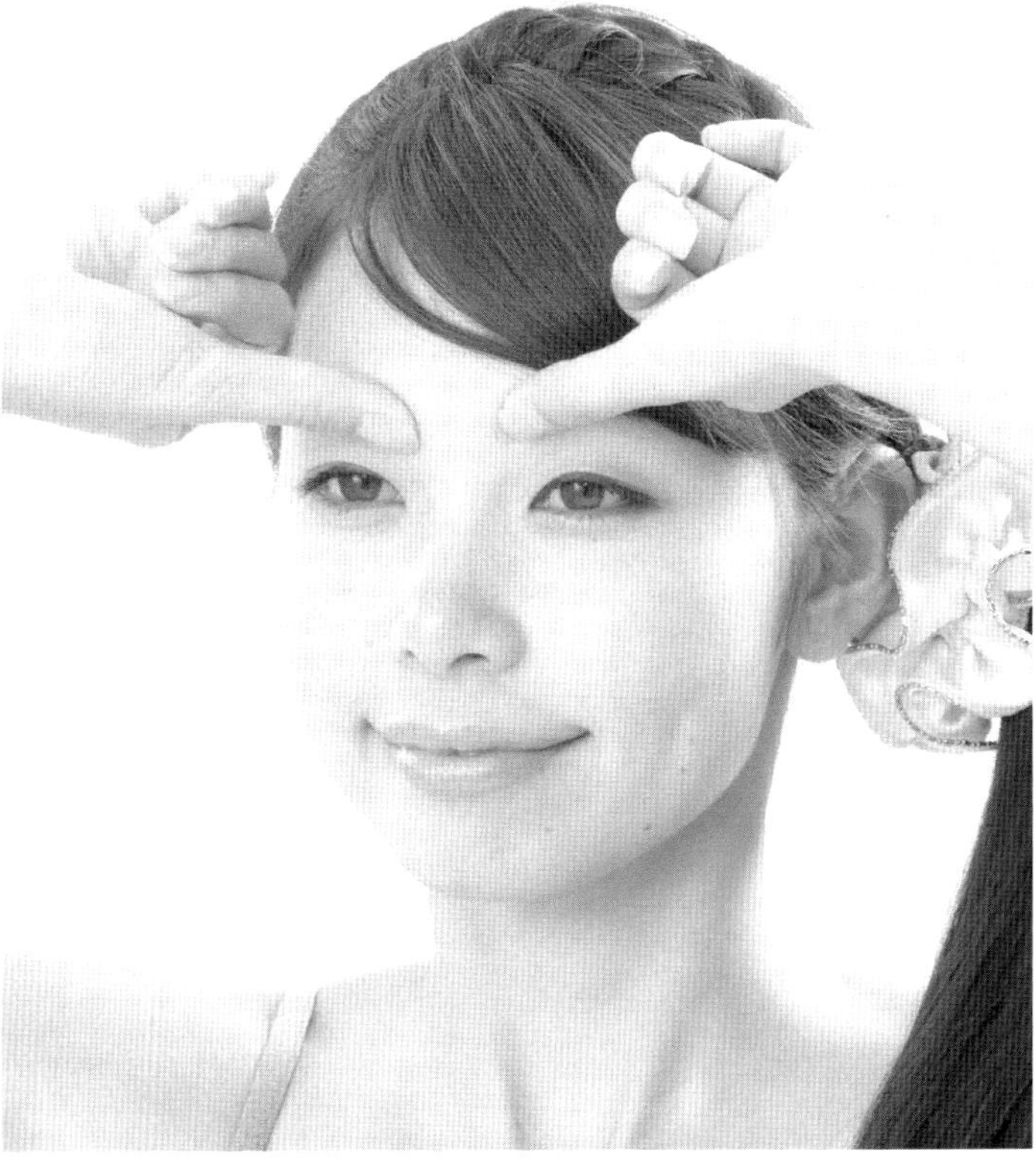

親指の先を差し込むようにして、左右同時に3秒程度刺激する。刺激したとき、「痛い」と感じる程度の強さで。朝に1回行うといい

顔もみといっしょに行いたい **頭もみ**

刺激するのは頭のココ

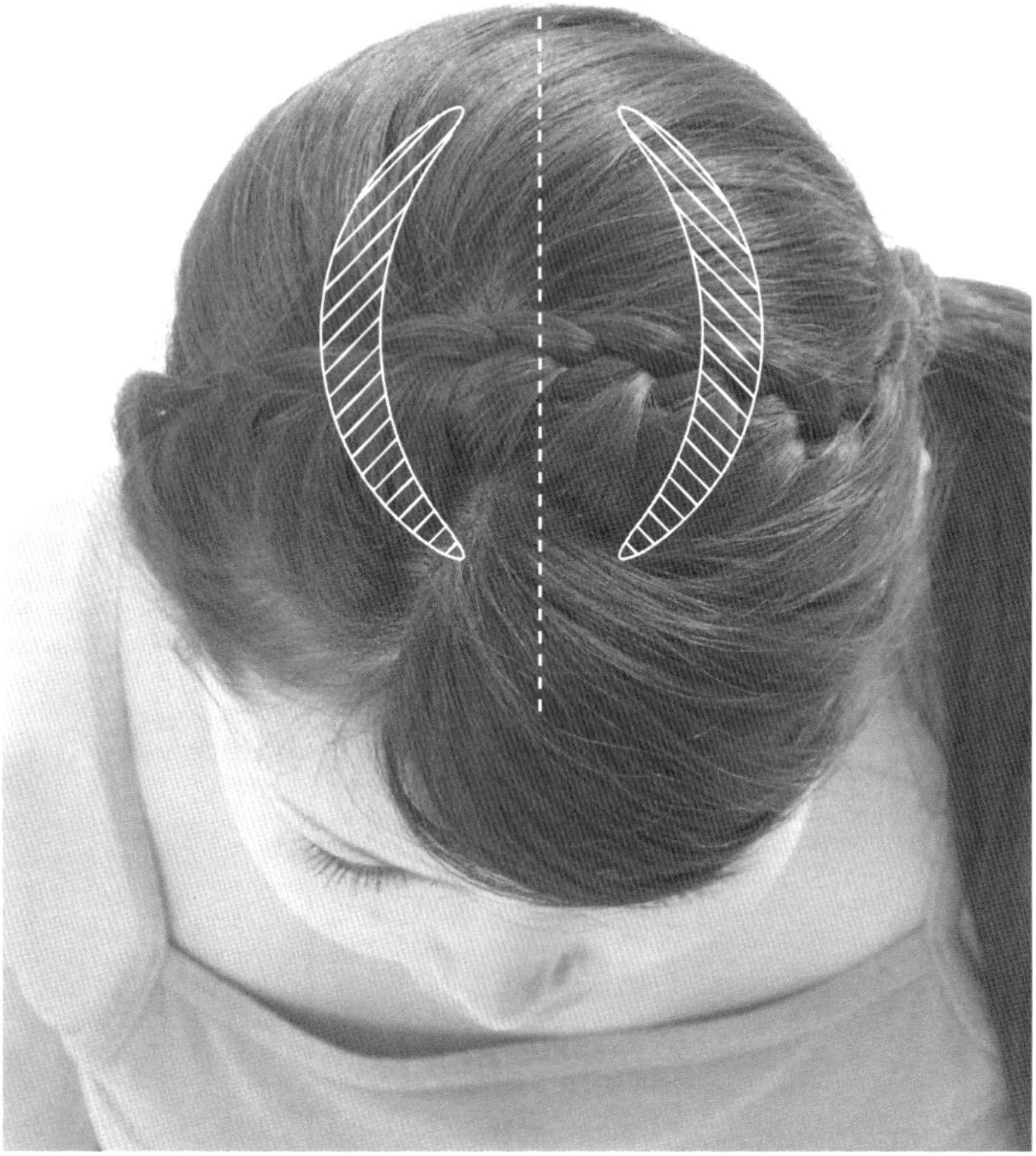

頭頂部の中心線から3cmくらい離れた
ゾーンで、押すと痛みを感じる部分

指の先で刺激する

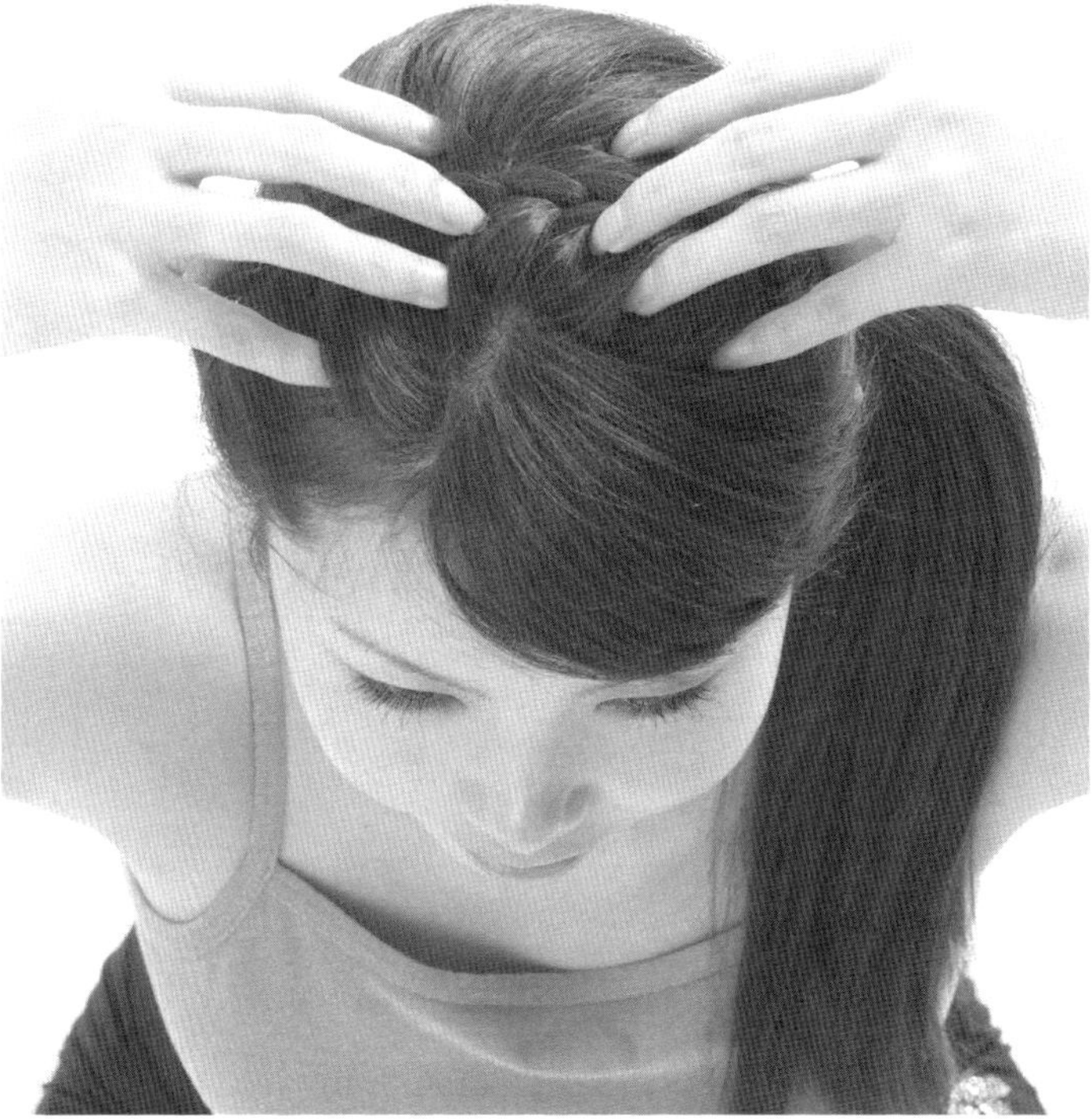

両手の人さし指、中指、薬指の先を差し込むような感じで1回3秒程度、グッと刺激する。「痛い」と感じる強さがいい。2～3回の刺激でOK。できれば、朝の顔もみのあとに行うといい

夜に行うといい爪もみ

刺激するのはココ

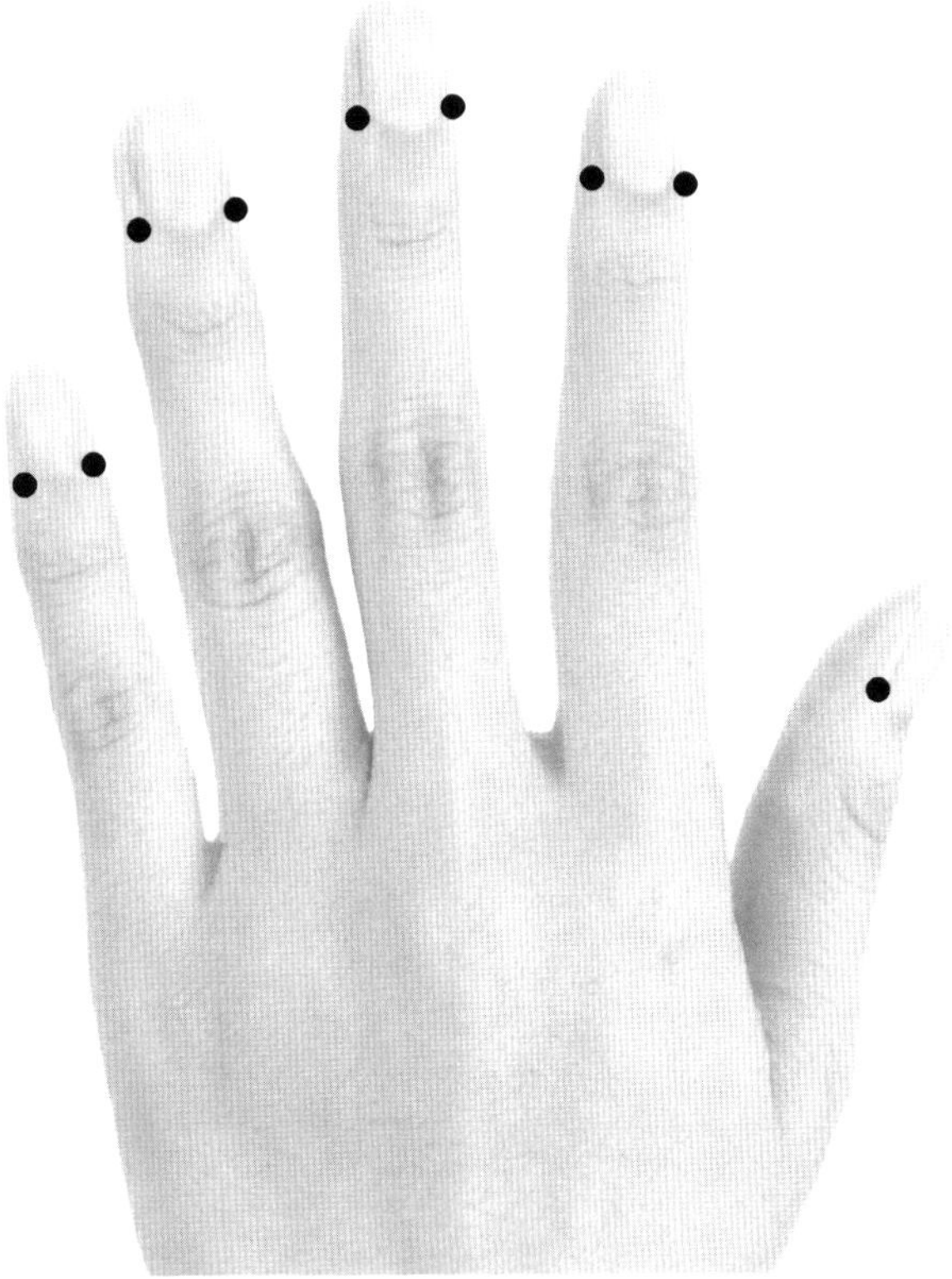

両手の爪の生え際の左右の角

指の先で刺激する

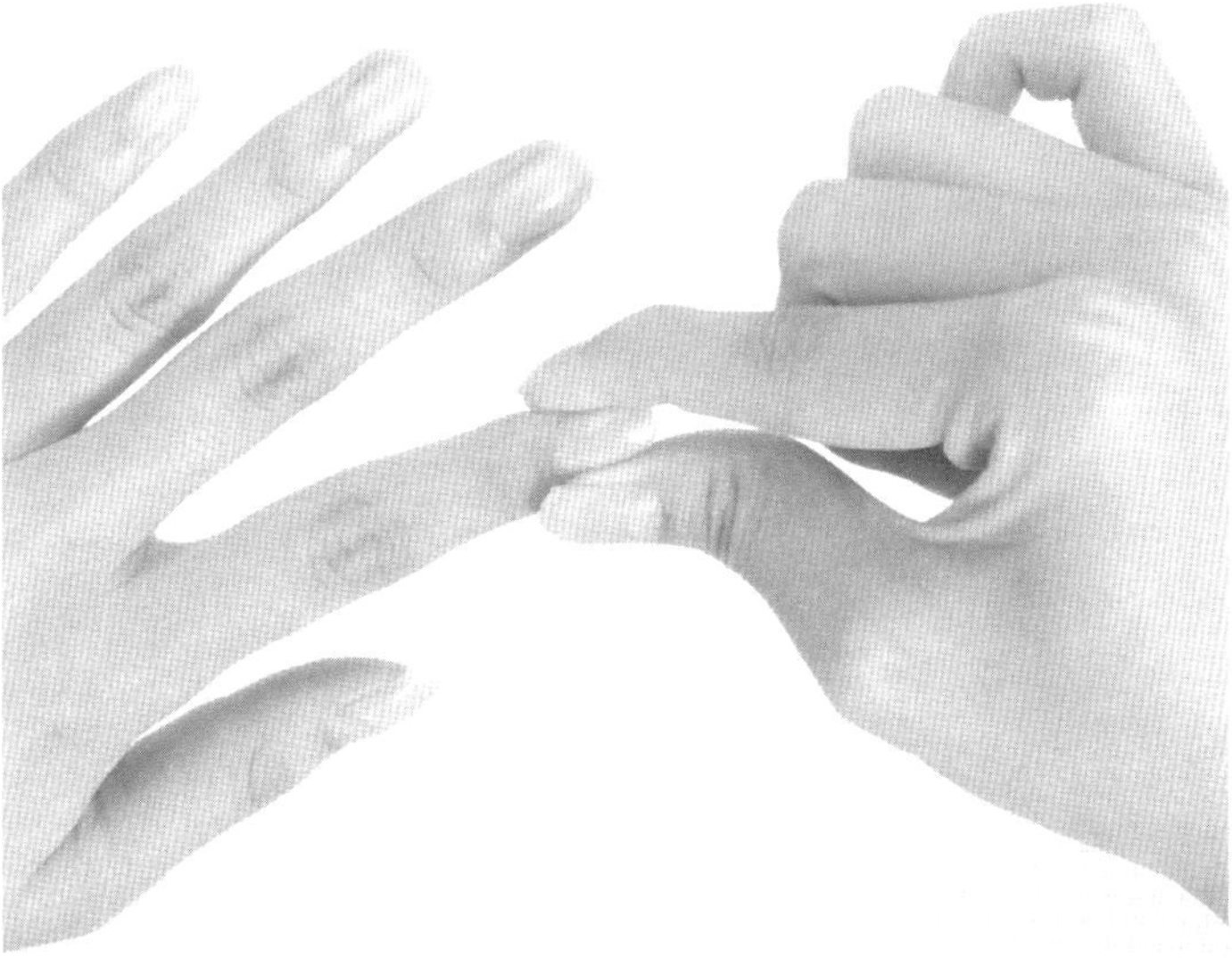

爪の生え際の両角を、もう一方の手の親指と人さし指ではさむようにしてやさしく刺激する。親指から小指まで順に、両手とも行う。夜寝る前に1回行えばOK。余裕があれば足の爪も行う

一定の効果があると試験で証明された鍼治療

5年後の重症度に2段階の差が出た

私は西洋医学と並行して、東洋医学も勉強し、パーキンソン病に対する鍼治療の可能性を求めて、研究を重ねてきました。

そうして、最近になってようやく鍼治療が一定の効果をもたらすことを証明することができたのです。

パーキンソン病の患者さん203人（平均年齢64・7歳）を、鍼治療を受けているグループと鍼治療を受けていないグループに分けて、5年後の重症度を調べたところ、鍼治療を受けたグループは、受けなかったグループに比べて、ホーン・ヤールの重症度分類で2段階軽かったのです。

たとえば重症度Ⅲ度は、歩行に障害が出る、かなり進行した状態です。それが2段階下のⅠ度なら、静止時の振戦や筋固縮がみられる程度ですから、たいへんな差です。

パーキンソン病は病気があっても、体が動いて日常生活を送れれば、自宅で暮らすことができますから、この重症度の差は大きいといえるでしょう。

ダットスキャンで検証した症例

鍼治療を受ける前と後の画像検査で、脳内のドーパミンが増えたことがわかった患者さんもいます。

ドーパミンが増えたかどうかは、68ページで述べたダットスキャンで調べます。画像がとらえるのは、脳内で働いたドーパミンを回収するドーパミントランスポーター（タンパク質の一種）の量ですが、その量が少なければドーパミンそのものの量も少ないということになります。

ホーン・ヤールの重症度分類Ⅰ度の65歳男性の患者さんは、ダットスキャンの数値は、右が3・68、左が4・00でした。ドーパミントランスポーターは右脳と左脳にあるので、右と左で数値が違います。また数値の正常範囲は4・50以上とされています。

しかし鍼治療を受けて1年後には、右が4・02、左4・00で、右のダットスキャンの結果が改善されていました。

同じくホーン・ヤールの重症度分類のⅠ度の60歳男性は、ダットスキャン検査を行ったところ、右3・84、左4・00でしたが、鍼治療を始めて1年後には、右4・02、左4・00と右の数値が改善されました。

もちろん、2例とも足のふるえや歩きにくさ、といったパーキンソン病特有の症状も改善されています。ちなみに、右脳のドーパミンが少ないため、いずれも症状は左半身に出ていました。

ただし神経内科学会では、症状の改善とダットスキャンによるドーパミントランスポーターの減少は比例しないというのが統一見解です。Ｌ－ドーパ製剤などの治療薬を服用していれば、症状は改善されますから、治療後に再びダットスキャンを行うこともしません。

しかしこの２例が示しているように、鍼治療を行った患者さんのドーパミントランスポーターの量は明らかに増えています。鍼治療の効果を客観的に評価するデータのひとつといえるでしょう。

ただ残念ながら、鍼治療は患者さんの状態に最も適した方法を選ぶため、どの人にも適したやり方というものがなく、ここで具体的に紹介できないのです。

私のクリニックでは、最初に「本治法」といって副交感神経を優位な状態にする治療を行い、それからその患者さんにとって最適のツボを刺激する治療をします。

希望があれば、私は外部の鍼灸師にも指導をしていますが、なかなか技術の取得が難しいのが現状です。

自分でできるツボ刺激

「マッサージはいいけど、鍼治療には抵抗がある」という人もいるかもしれません。マッサージも筋肉のこわばりをとるという点ではよいのですが、パーキンソン病の人は、少しでも鍼治療を受け続けることがおすすめです。

ただ、鍼治療は治療院でプロにやってもらわないとできません。それにかわるものを自分で行うなら、次のツボ刺激がおすすめです。

パーキンソン病の治療に適したツボは、手の「合谷《ごうこく》」と足にある「足三里《あしさんり》」です。

パーキンソン病の人は、交感神経が緊張していて、副交感神経が弱くなっている状態ですが、この2つのツボは、副交感神経を優位にする、強い力を持つツボです。副交感神経が優位になる夜に刺激するといいでしょう。緊張をとり、精神をリラックスさせる効果があります。

180ページで紹介した爪もみのかわりに、こちらのツボ刺激を行ってもかまいません。位置もとりやすく、刺激しやすいのでぜひ刺激をしてください。

おすすめツボ 合谷と足三里

合谷

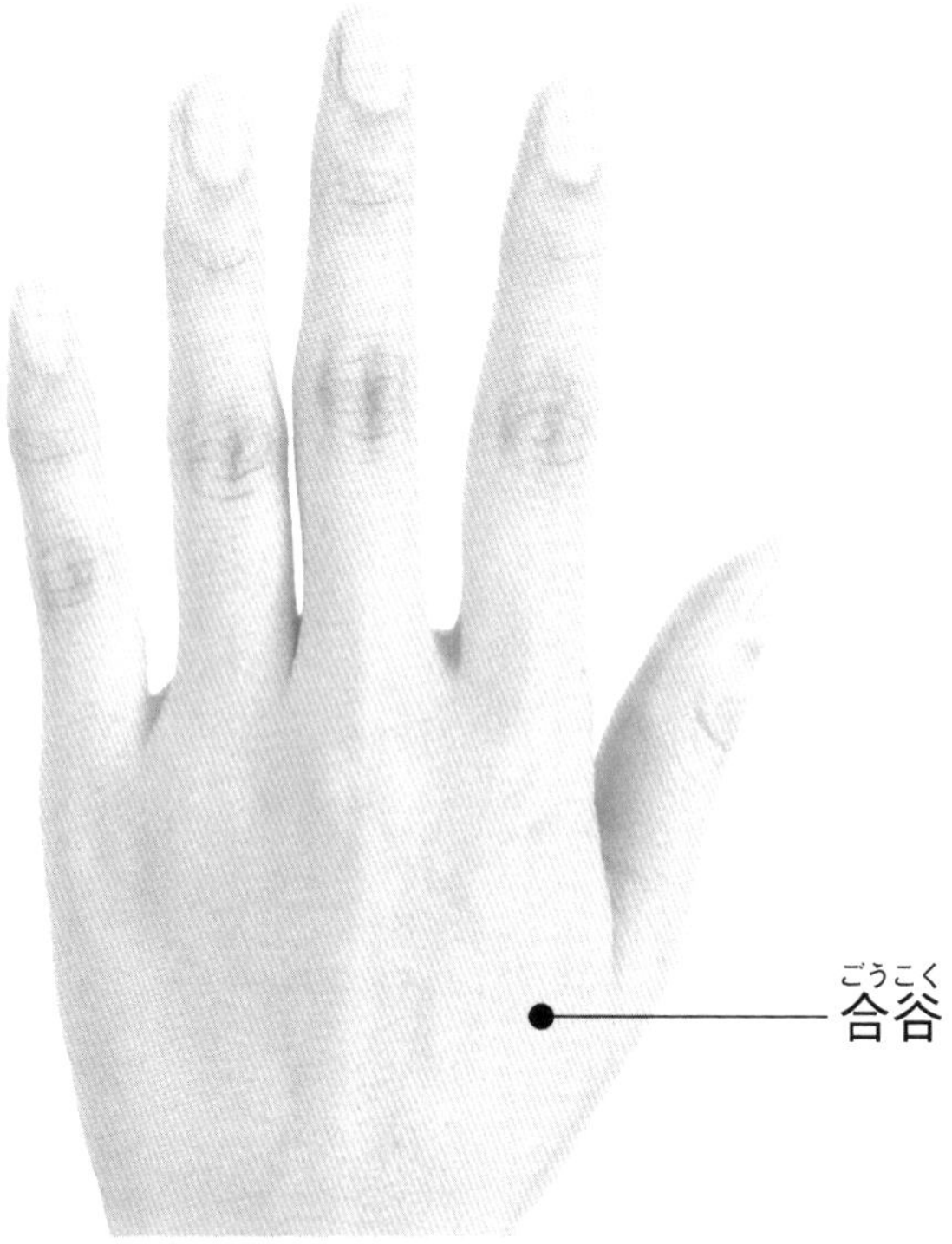

位置

手の甲の親指の骨と人さし指の骨が交わるところ

押し方

反対側の親指の先を差し込むような感じで刺激。

1回につき3秒程度、3回行う

足三里

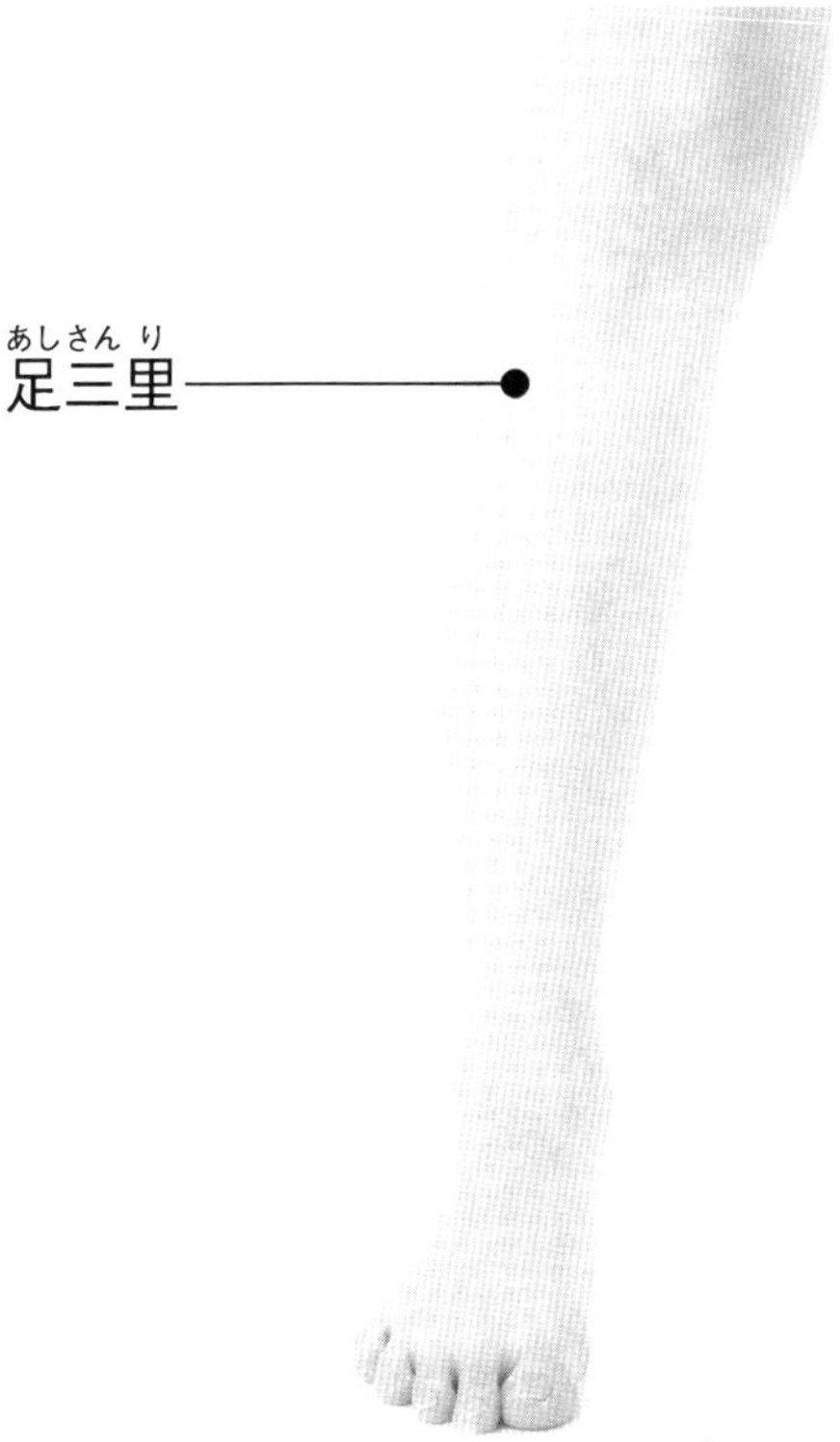

位置

ひざの皿から指の幅4本分下がった、すねの骨の外側の部分

押し方

親指の先で「の」の字を書くようにやさしく刺激する。1回につき5秒程度、3回行う

改訂版のあとがき

本書の旧版が発売されてから6年たち、その間、パーキンソン病の治療に関して、新しい情報が増えてきました。

たとえば、パーキンソン病の早期発見に役立つダットスキャンという画像診断の登場があります。また治療薬も増え、ドーパミン受容体作動薬には貼り薬や緊急時に用いる自己注射薬も出てきました。

さらに、まだ研究段階ですが、iPS細胞を用いた再生医療も大きく動き出しました。この研究が進み、だれもが治療を受けられるようになれば、近い将来、パーキンソン病の根治が可能になるかもしれません。

今回の改訂版では、こうした情報を大幅に加え、内容を再編集しています。ですから、本書をお読みになることで、パーキンソン病の最新情報を知ることができます。

ただ基本的な治療法は、６年前とほとんど変わっていません。Ｌ－ドーパ製剤を中心にした治療も今までどおりですし、この薬を長く服用していると効かなくなっていくという問題も根本的には解決されていません。

だからこそ、大事になってくるのが、本書の第３章で述べている家庭療法です。パーキンソン病は、交感神経の過緊張が原因のひとつと考えられているので、副交感神経を優位にすることが家庭療法のポイントになります。またパーキンソン病が進むと、筋肉が固くなって動かなくなるので、外出するなどして、体を動かすことも大切です。もちろん、転倒などには気をつけなければなりませんが、家の中でじっとしていても、パーキンソン病はよくなりません。リハビリがとても効果があるのです。病気を薬だけで治そうとせず、ぜひリハビリにチャレンジしてみてください。

２０１６年６月

水嶋丈雄

●著者プロフィール

水嶋丈雄（みずしま・たけお）

水嶋クリニック院長。1955年生まれ。81年、大阪医科大学卒業。西洋医学を学びながら78年頃より、鍼灸治療の世界的権威である兵頭正義氏に師事し、東洋医学を学ぶ。81年より長野県厚生連佐久総合病院に勤務。外科、整形外科、内科などで診療にあたる。88年には中国北京中医学院（現・北京中医薬大学）、中日友好病院に留学。89年には、佐久東洋医学総合研究所医長に就任。99年から現職。西洋医学をベースに東洋医学を取り入れた治療法に定評がある。

●Staff
編集協力／福士 斉
撮影／中村 太
イラスト／紀平桃佳
校正／東京出版サービスセンター
装丁＋本文デザイン／川名美絵子（主婦の友社）
編集／加藤紳一郎（主婦の友社）

パーキンソン病《びょう》は自分《じぶん》で治《なお》せる！

著　者／水嶋丈雄《みずしまたけお》
発行者／大宮敏靖
発行所／株式会社主婦の友社
〒141-0021
東京都品川区上大崎3-1-1
目黒セントラルスクエア
電話 03-5280-7537
（内容・不良品等のお問い合わせ）
049-259-1236（販売）
印刷所／株式会社DNP出版プロダクツ

 ISBN978-4-07-416255-0

■本のご注文は、お近くの書店または主婦の友社コールセンター（電話0120-916-892）まで。
＊お問い合わせ受付時間　月～金（祝日を除く）10：00 ～ 16：00
＊個人のお客さまからのよくある質問のご案内　https://shufunotomo.co.jp/faq/

の-062013